《中医学院传承班》书系

主　编　李永民　　**副主编**　付秀芬　　**编　委**　靳国印　李迎春

中医学基础

（师承版）

主　审　北京中医药学会师承工作委员会

主审人　王国玮　张　苍　张广中　刘宝利

师　承　**编著**

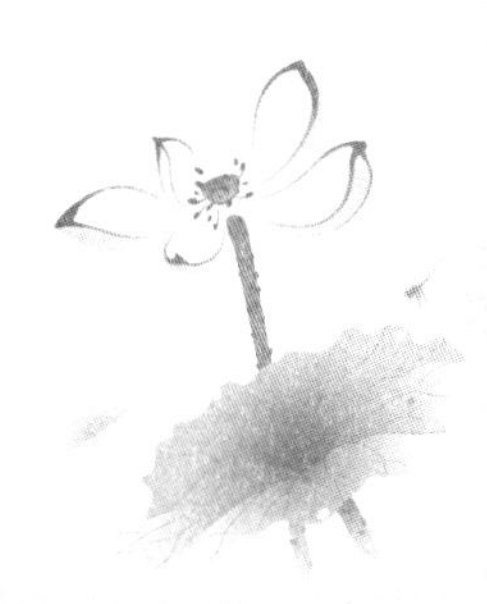

中国中医药出版社

·北　京·

图书在版编目（CIP）数据

中医学基础：师承版 / 师承编著．— 北京：中国中医药出版社，2018.12（2024.11 重印）

ISBN 978-7-5132-4629-3

Ⅰ.①中… Ⅱ.①师… Ⅲ.①中医医学基础 Ⅳ.①R22

中国版本图书馆 CIP 数据核字（2017）第 293496 号

中国中医药出版社出版

北京经济技术开发区科创十三街 31 号院二区 8 号楼

邮政编码 100176

传真 010-64405721

河北省武强县画业有限责任公司印刷

各地新华书店经销

开本 710×1000 1/16 印张 7.75 字数 81 千字

2018 年 12 月第 1 版 2024 年 11 月第 4 次印刷

书号 ISBN 978－7－5132－4629－3

定价 49.00 元

网址 www.cptcm.com

如有印装质量问题请与本社出版部调换

服务热线 010－64405510

购书热线 010－89535836

微信服务号 zgzyycbs

微商城网址 https://kdt.im/LIdUGr

官方微博 http://e.weibo.com/cptcm

天猫旗舰店网址 https://zgzyycbs.tmall.com

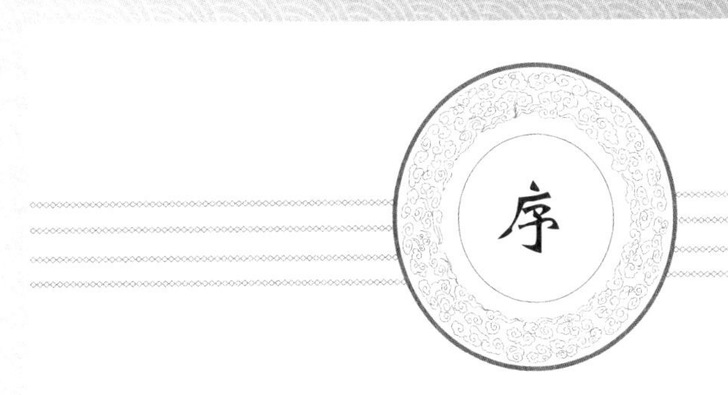

序

有人问：中医博大精深，怎样才能“提纲挈领、执简驭繁”呢？

我认为：单就“中医入门”而言，不妨从大学教材《中医基础理论》《中医诊断学》开始中医学习之旅。

有人会说：《中医基础理论》《中医诊断学》（七版教材，中国中医药出版社出版），前者为317页，后者为294页，总共611页的篇幅啊。对于想要入门的中医初学者来说，能否精简些，再精简些？

笔者认为：

对于中医基础课程的学习，如果仅从“中医入门”的角度来说，就如同我们使用电脑一样，只需要熟悉掌握很精简的基本功能即可。其他复杂而全面的功能，在运用电脑的过程中，会自然而然、循序渐进地熟悉和掌握。

《中医基础理论》《中医诊断学》总共600多页的内容，集中体现在《中医诊断学》的辨证篇，只有60多页！

如果想快速“中医入门”，不妨先掌握这60多页“执简驭繁”的精华。

即优先掌握《中医诊断学》辨证篇的“八纲辨证、病性辨证、脏腑辨证、经络辨证”。

60多页的精华内容，经过笔者再度精简并重新编辑，又分为“病因病机辨证”“脏腑经络辨证”两个篇章。

感谢《新世纪全国高等中医药院校规划教材》的出版方中国中医药出版社授权作者使用《中医诊断学》七版教材（朱文锋主编）的内容；感谢朱文锋、吴承玉、郑进、严石林等老师编写的高质量的《中医诊断学》七版教材（2002年8月第1版，中国中医药出版社出版）。笔者在上述编者所编教材的基础上，又进行了独立编辑和创作，尤其是笔者谨按“阳气盛、阴津血盛、阳气虚、阴津血虚”的顺序，对具体辨证进行了重新分类，试图以“阴阳盛衰”作为主线，克服“框架凌乱、内容交叉”弊端，以方便读者“纲举目张，一通百通”。

文责自负，欢迎指正！

有位哲人说：人生只需“常离贪嗔痴慢，勤修慈悲喜舍”。区区数字，胜过千言万语、汗牛充栋。

笔者认为，学习中医，亦需执简驭繁，返璞归真，只需要记住以下两句话的“辨证要诀”：

虚实寒热气血津液，表里上下脏腑经络。

诚然，《中医学基础》所包含内容甚多，本书难以涵盖。但若作为师承入门的“门径”，则本书带有“个人学习心得”印迹的精简阐释，恰恰成为师承读本的特色。

师　承

2018年1月于北京

出版者的话

本书是我社师承读本类别图书的新尝试。中医师承有着各家学说的鲜明特色，体现各家传承的个性印记。因此，本书学术观点不完全代表本出版社观点。我们秉承“百花齐放、学术争鸣”的出版理念，为读者提供特色鲜明、卓有创见的师承读本类图书。

中国中医药出版社

2018 年 9 月 10 日

目 录

上篇 病因病机辨证

第一章 病性：虚实、寒热、气血津液…… 2
第一节 虚实…… 2
一、虚证…… 3
二、实证…… 4
三、虚实证鉴别要点…… 5
第二节 寒热…… 5
一、寒证…… 5
二、热证…… 6
三、寒热证鉴别要点…… 7
第三节 气血津液…… 8

一、气证……………………………………………………………8
二、血证……………………………………………………………8
三、津液证…………………………………………………………8

第二章　病位：表里、上下、脏腑经络……………………………9
第一节　表里……………………………………………………9
一、表证……………………………………………………………10
附：风淫证…………………………………………………………11
二、里证……………………………………………………………13
附：半表半里证……………………………………………………13
三、表里证鉴别要点………………………………………………14
第二节　上下……………………………………………………15
第三节　脏腑经络………………………………………………15
一、脏腑……………………………………………………………15
1. 脏 ………………………………………………………………15
2. 腑 ………………………………………………………………16
二、经络……………………………………………………………17
1. 十二经脉 ………………………………………………………17
2. 奇经八脉 ………………………………………………………17

第三章　病性的另一种表述：“阴阳盛衰”…………………………18
第一节　阳气盛衰、阴津血盛衰…………………………………18
第二节　实证类…………………………………………………19

阳气盛类…………………………………………………………………… 19

一、实热证（火热证）………………………………………………… 19

二、气滞证……………………………………………………………… 21

阴津血盛类………………………………………………………………… 22

三、实寒证（寒淫证）………………………………………………… 22

四、水湿、痰、饮、食积证…………………………………………… 24

1. 水停证 ……………………………………………………………… 24

2. 湿淫证 ……………………………………………………………… 25

3. 痰证 ………………………………………………………………… 27

4. 饮证 ………………………………………………………………… 28

5. 食积证（如食滞胃肠证） ………………………………………… 29

五、血瘀证……………………………………………………………… 30

第三节　虚证类………………………………………………………… 31

阳气虚类…………………………………………………………………… 31

一、阳虚证……………………………………………………………… 31

二、气虚证……………………………………………………………… 32

阴津血虚类………………………………………………………………… 33

三、阴虚证……………………………………………………………… 33

四、津液亏虚证………………………………………………………… 34

附：燥淫证……………………………………………………………… 35

五、血虚证……………………………………………………………… 37

下篇 脏腑经络辨证

第一章 脏腑辨证……40
第一节 辨肺病证候……40
表证类……41
一、风寒犯肺证……41
二、风热犯肺证……42
三、燥邪犯肺证……43
四、风水相搏证……44
里实类……45
五、肺热炽盛证……45
六、寒痰阻肺证……46
七、饮停胸胁证……46
八、痰热壅肺证……47
里虚类……48
九、肺气虚证……48
十、肺阴虚证……49
第二节 辨心病证候……49
里实类……50
一、心火亢盛证……50

二、心脉痹阻证……………………………………………………………… 51
三、痰蒙心神证……………………………………………………………… 52
四、瘀阻脑络证……………………………………………………………… 53
五、痰火扰神证……………………………………………………………… 54
里虚类……………………………………………………………………… 55
六、心阳虚证………………………………………………………………… 55
七、心阳虚脱证……………………………………………………………… 56
八、心气虚证………………………………………………………………… 57
九、心阴虚证………………………………………………………………… 57
十、心血虚证………………………………………………………………… 58
第三节　辨脾病证候……………………………………………………… 58
里实类……………………………………………………………………… 59
一、寒湿困脾证……………………………………………………………… 59
二、湿热蕴脾证……………………………………………………………… 60
里虚类……………………………………………………………………… 61
三、脾阳虚证………………………………………………………………… 61
四、脾气虚证………………………………………………………………… 62
五、脾虚气陷证……………………………………………………………… 63
六、脾不统血证……………………………………………………………… 64
第四节　辨肝病证候……………………………………………………… 65
里实类……………………………………………………………………… 66
一、肝火炽盛证……………………………………………………………… 66
二、肝郁气滞证……………………………………………………………… 67

三、寒滞肝脉证……………………………………………………………… 68
里虚类……………………………………………………………………… 68
四、肝阴虚证………………………………………………………………… 68
五、肝血虚证………………………………………………………………… 69
综合类……………………………………………………………………… 70
六、肝阳上亢证……………………………………………………………… 70
七、肝风内动证……………………………………………………………… 71
（一）热极生风证…………………………………………………………… 71
（二）阴虚动风证…………………………………………………………… 72
（三）血虚生风证…………………………………………………………… 72
（四）肝阳化风证…………………………………………………………… 73
第五节　辨肾病证候………………………………………………………… 74
里虚类……………………………………………………………………… 75
一、肾阳虚证………………………………………………………………… 75
二、肾虚水泛证……………………………………………………………… 76
三、肾气不固证……………………………………………………………… 77
四、肾阴虚证………………………………………………………………… 78
五、肾精不足证……………………………………………………………… 79
第六节　辨腑病证候………………………………………………………… 80
里实类……………………………………………………………………… 81
一、胃热炽盛证……………………………………………………………… 81
二、肠热腑实证……………………………………………………………… 82
三、胃肠气滞证……………………………………………………………… 83

四、寒滞胃肠证…………………………………………………………… 84
五、寒饮停胃证…………………………………………………………… 84
六、食滞胃肠证…………………………………………………………… 85
七、虫积肠道证…………………………………………………………… 86
八、肠道湿热证…………………………………………………………… 87
九、膀胱湿热证…………………………………………………………… 88
十、胆郁痰扰证…………………………………………………………… 89
里虚类……………………………………………………………………… 89
十一、胃阳虚证…………………………………………………………… 89
十二、胃气虚证…………………………………………………………… 90
十三、胃阴虚证…………………………………………………………… 91
十四、肠燥津亏证………………………………………………………… 92
第七节　辨脏腑兼病证候……………………………………………… 93
里实类……………………………………………………………………… 94
一、肝火犯肺证…………………………………………………………… 94
二、肝胆湿热证…………………………………………………………… 94
里虚类……………………………………………………………………… 96
三、心肾阳虚证…………………………………………………………… 96
四、脾肾阳虚证…………………………………………………………… 96
五、心肺气虚证…………………………………………………………… 97
六、脾肺气虚证…………………………………………………………… 98
七、肺肾气虚证…………………………………………………………… 99
八、肺肾阴虚证…………………………………………………………… 100

九、肝肾阴虚证……………………………………………… 101
十、心肝血虚证……………………………………………… 102
十一、心脾气血虚证………………………………………… 102
综合类………………………………………………………… 103
十二、心肾不交证…………………………………………… 103
十三、肝胃不和证…………………………………………… 104
十四、肝郁脾虚证…………………………………………… 105

第二章 经络辨证…………………………………………… 106
第一节 辨十二经脉病证…………………………………… 107
一、经络循行部位的症状…………………………………… 107
二、经络及所属脏腑症状…………………………………… 107
三、多经合病的症状………………………………………… 107
第二节 辨奇经八脉病证…………………………………… 108

上篇

病因病机辨证

笔者认为：病因病机辨证，简称病机辨证，即八纲气血辨证。

病因病机辨证（从病性入手）和脏腑经络辨证（从病位入手）均为独立而完整的辨证体系，两种辨证体系“入手之处”虽有差异，但最终都要落实到“病性 + 病位”，是应用最为广泛的两类辨证体系。

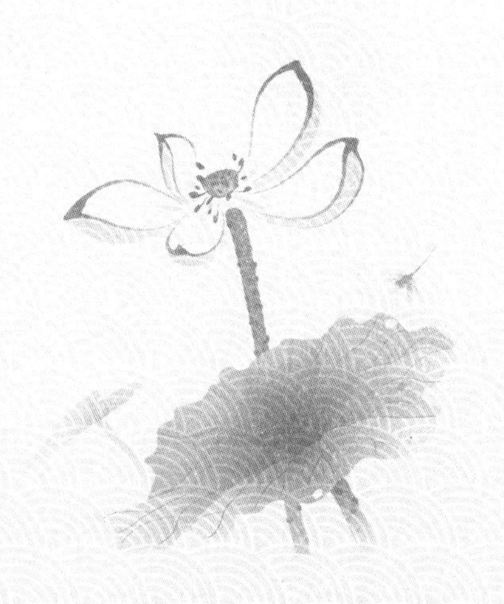

第一章 病性：虚实、寒热、气血津液

第一节 虚 实

虚实是辨别邪正盛衰的两个纲领，主要反映病变过程中人体正气的强弱和致病邪气的盛衰。

《素问·通评虚实论》说："邪气盛则实，精气夺则虚。"《景岳全书·传忠录》亦说："虚实者，有余不足也。"实主要指邪气盛实，虚主要指正气不足，所以实与虚是用以概括和辨别邪正盛衰的两个纲领。

由于邪正斗争是疾病过程中的根本矛盾，阴阳盛衰及其所形成的寒热证候，亦存在着虚实之分，所以分析疾病过程中邪正的虚实关系，是辨证的基本要求，因而《素问·调经论》有"百病之生，皆有虚实"之说。通过虚实辨证，可以了解病体的邪正盛衰，为治疗提供依据。实证宜攻，虚证宜补，虚实辨证准确，攻补方能适宜，才能免犯虚虚实实之误。

	正气	邪气
虚证	正气不足	邪气不著
实证	正气尚足（正气存内）（其气不虚）	邪气盛（邪亦可干）（邪之所凑）
虚实同病	正气不足（其气必虚）	邪气盛（邪之所凑）
无病	正气尚足（正气存内）	邪气不著（邪不可干）

笔者按：

《黄帝内经》所云，“正气存内，邪不可干”，是特指从宏观整体而言：正气存内，邪不可能对人体造成特别严重的干扰，但也有可能“邪气尚盛”。

《黄帝内经》所云，“邪之所凑，其气必虚”，是特指从宏观整体而言：邪之所凑，其正气必然较之无邪气的情况有所虚损，但也有可能“正气尚足”。

一、虚　证

指正气亏虚而邪气不著，表现为以不足、松弛、衰退为特征的各种证候。

【临床表现】 各种虚证的表现极不一致，各脏腑虚证的表现更是各不相同，所以很难用几个症状全面概括。

教材认为“临床一般以久病、势缓者多虚证，耗损过多者多虚证，体质素弱者多虚证”，笔者认为此说法过于笼统，不能作为最重要的证据。应以“脉虚（脉重按无力）”等作为虚证的主要诊断依据。

【证候分析】

笔者认为，虚证具体分为：虚寒（即阳虚）、虚热（即阴虚）、气虚、血虚、津虚。

二、实　证

以邪气盛、正气不虚为基本病理，以有余、亢盛、停聚为主要特征。

【临床表现】 由于感邪性质的差异，致病的病理因素的不同，以及病邪侵袭、停积部位的差别，因而证候表现各不相同，所以很难以某几个症状作为实证的代表。

教材认为“临床一般是新起、暴病多实证，病情急剧者多实证，体质壮实者多实证”，笔者认为此说法过于笼统，不足为凭。应以“脉实（脉重按有力）”等作为实证的主要诊断依据。

【证候分析】 实证范围极为广泛，临床表现十分复杂。

笔者认为，实证具体分为：实寒、实热、气滞、血瘀、水湿痰饮、食积。

三、虚实证鉴别要点

虚实证主要可从舌脉等方面加以鉴别。鉴别要点如表 1:

表 1　虚证、实证的鉴别

	虚证	实证
脉象	无力	有力
舌象	质嫩，苔少或无苔	质老，苔厚腻
疼痛	喜按	拒按
胸腹胀满	按之不痛，胀满时减	按之疼痛，胀满不减
发热	五心烦热，午后微热	蒸蒸壮热
恶寒	畏寒，得衣近火则减	恶寒，添衣加被不减

第二节　寒　热

恶寒(及畏寒)、发热与八纲辨证的寒证、热证,既有联系又有区别,二者不能混同，恶寒、发热只是疾病的现象，疾病所表现的寒热征象可有真假之别，而寒证、热证则是对疾病本质所作的判断。

一、寒　证

指感受寒邪，或阳虚阴盛，导致机体功能活动衰退所表现的具有冷、凉特点的证候。

由于阴盛可表现为寒的证候，阳虚亦可表现为寒的证候，故寒证有实寒证、虚寒证之分。

【临床表现】 常见恶寒，畏寒，冷痛，喜暖，口淡不渴，肢冷踡卧，痰、涎、涕清稀，小便清长，大便稀溏，面色白，舌淡，苔白而润，脉紧或迟等。

【证候分析】

因感受寒邪，或过服生冷寒凉所致，起病急骤，体质壮实者，多为实寒证。

因内伤久病，阳气虚弱而阴寒偏胜者，多为虚寒证。

寒邪袭于表，多为表寒证；寒邪客于脏腑，或因阳虚阴盛所致者，多为里寒证。

由于寒邪遏制，阳气被郁，或阳气虚弱，阴寒内盛，形体失去温煦，故见恶寒、畏寒、肢凉、冷痛、喜暖、踡卧等症。

寒不消水，津液未伤，故口不渴，痰、涎、涕、尿等分泌物、排泄物澄澈清冷，苔白而润。

二、热　证

指感受热邪，或脏腑阳气亢盛，或阴虚阳亢，导致机体功能活动亢进所表现的具有温、热特点的证候。

由于阳盛可表现为热的证候，阴虚亦可表现为热的证候，故热证有实热证、虚热证之分。

【临床表现】 常见发热，恶热喜冷，口渴欲饮，面赤，烦躁不宁，痰、涕黄稠，小便短黄，大便干结，舌红，苔黄燥少津，脉数等。

【证候分析】

因外感火热阳邪，或过服辛辣温热之品，或体内阳热之气过盛所致，病势急骤，形体壮实者，多为实热证。

因内伤久病，阴液耗损而阳气偏亢者，多为虚热证。

风热之邪袭于表，多为表热证；热邪盛于脏腑，或因阴虚阳亢所致者，多为里热证。

由于阳热偏盛，津液被耗，或因阴液亏虚而阳气偏亢，故见发热、恶热、面赤、烦躁不宁、舌红、苔黄、脉数等一派热象。

热伤阴津，故见口渴欲饮、痰涕黄稠、小便短黄、大便干结、舌燥少津等症。

三、寒热证鉴别要点

寒证与热证，是机体阴阳偏盛偏衰的反映，是疾病性质的主要体现，故应对疾病的全部表现进行综合观察，尤其是恶寒发热、对寒热的喜恶、口渴与否、面色的赤白、四肢的温凉、二便、舌象、脉象等，是辨别寒证与热证的重要依据。见表2。

表2　寒证、热证的鉴别

	寒证	热证
寒热喜恶	恶寒喜温	恶热喜凉
口渴	不渴	渴喜冷饮
面色	白	红
四肢	冷	热
大便	稀溏	秘结
小便	清长	短赤
舌象	舌淡苔白润	舌红苔黄
脉象	迟或紧	数

《医学心悟·寒热虚实表里阴阳辨》说："一病之寒热，全在口渴与不渴，渴而消水与不消水，饮食喜热与喜冷，烦躁厥逆，溺之长短赤白，便之溏结，脉之迟数以分之。假如口渴而能消水，喜冷饮食，烦躁，溺短赤，便结，脉数，此热也；假如口不渴，或假渴而不能消水，喜饮热汤，手足厥冷，溺清长，便溏，脉迟，此寒也。"可作为辨别寒热证的参考。

第三节　气血津液

气血津液各分虚实。

一、气　证

气证分为气滞、气虚。

二、血　证

血证分为血瘀、血虚。

三、津液证

津液证分为水湿痰饮（食积）、津虚。

因本节内容与后面内容有较多重复之处，故下章详述，本节从略。更重要的是，考虑到读者初学中医，暂让读者集中精力掌握"精要中的精要"——八纲，而把"气血津液"内容放到下章再进行介绍。

第二章 病位：表里、上下、脏腑经络

第一节 表 里

笔者认为：表里固然是病位（表里上下脏腑经络）的主要内容之一，但其重要程度已经超出病位范畴，也同样是病因病机（主要是病性：虚实寒热气血津液）的主要内容之一。

八纲辨证（阴阳、表里、虚实、寒热），再加上气血津液辨证，就是病因病机辨证。

表里是辨别病变部位外内浅深的两个纲领。

表与里是相对的概念，如皮肤与筋骨相对而言，皮肤属表，筋骨属里；脏与腑相对而言，腑属表，脏属里；经络与脏腑相对而言，经络属表，脏腑属里；经络中三阳经与三阴经相对而言，三阳经属表，三阴经属里等。

表里主要代表辨证中病位的外内浅深，一般而论，身体的皮毛、肌腠在外，属表；血脉、骨髓、脏腑在内，属里。临床辨证时，一般把外邪侵犯肌表，病位浅者，称为表证；病在脏腑，病位深者，称为里证。但是表里证候的辨别主要是以临床表现为依据，因而不能机械地理解，把表里看作是固定的解剖部位不能。

辨别表里对外感热病的诊断和治疗具有特别重要的意义。这是由于内伤杂病的证候一般属于里证范畴，主要应辨别“里”所在的脏腑等具体病位，故分辨病位表里的意义不大。而外感病则往往具有由表入里、由浅而深、由轻而重的发展传变过程，因此，表里辨证是对外感病发展阶段的基本认识，它可说明病情的轻重浅深及病机变化的趋势，从而可以把握疾病演变的规律，取得诊疗的主动性。

一、表　证

指六淫、疫疠等邪气，经皮毛、口鼻侵入机体的初期阶段，正[卫]气抗邪于肤表浅层，以新起恶寒发热为主要表现的轻浅证候。

【临床表现】 新起恶风寒，或恶寒发热，头身疼痛，喷嚏，鼻塞，流涕，咽喉痒痛，微有咳嗽、气喘，舌淡红，苔薄，脉浮。

【证候分析】 表证见于外感病初期阶段，一般有感受六淫等邪气的原因。《景岳全书·传忠录》说：“表证者，邪气之自外而入者也。凡风寒暑湿火燥，气有不正，皆是也……病必自表而入者，方得谓之表证。”

外邪袭表，正邪相争，阻遏卫气的正常宣发、温煦功能，故见恶寒发热；

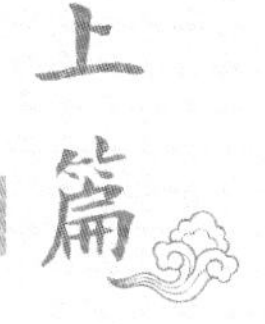

外邪束表，经气郁滞不畅，不通则痛，故有头身疼痛；

肺主皮毛，鼻为肺窍，皮毛受邪，内应于肺，鼻咽不利，故喷嚏、鼻塞、流清涕、咽喉痒痛；

肺气失宣，故微有咳嗽、气喘；

病邪在表，尚未入里，没有影响胃气的功能，舌象没有明显变化，故舌淡红、苔薄；

正邪相争于表，脉气鼓动于外，故脉浮。

因外邪有六淫、疫疠之异，故表证的证候表现可有差别，但一般以新起恶寒，或恶寒发热并见，脉浮，内部脏腑的症状不明显为共同特征。

表证见于外感病初期，具有起病急、病位浅、病程短的特点。表证是正气抗邪于外的表现，故不能简单地将表证理解为就是皮肤等浅表部位的病变，也不能机械地以为皮毛的病变就一定是表证。

附：风淫证

指风邪侵袭人体肤表、经络，卫外机能失常，表现出符合“风”性特征的证候。

【临床表现】 恶风寒，微发热，汗出，脉浮缓，苔薄白，或有鼻塞、流清涕、喷嚏，或伴咽喉痒痛、咳嗽。或为突发皮肤瘙痒、丘疹、瘖瘟；或为突发肌肤麻木、口眼㖞斜；或肢体关节游走作痛；或新起面睑肢体浮肿等。

【证候分析】 风为阳邪，其性开泄，易袭阳位，善行而数变，常兼夹其他邪气为患。故风淫证具有发病迅速，变化快，游走不定的特点。风淫证根据其所反映病位与证候的不同，而有不同的证名。

风邪袭表，肺卫失调，腠理疏松，卫气不固，则具有恶寒发热、脉浮等表证的特征症状，并以汗出、恶风、脉浮缓为特点，是为风邪袭表证；

外邪易从肺系而入，风邪侵袭肺系，肺气失宣，鼻窍不利，则见咳嗽、咽喉痒痛、鼻塞、流清涕或喷嚏等症，而为风邪犯肺证。

风邪侵袭肤腠，邪气与卫气搏击于肤表，则见皮肤瘙痒、丘疹、瘖瘰，从而形成风客肌肤证。

风邪或风毒侵袭经络、肌肤，经气阻滞，肌肤麻痹，则可出现肌肤麻木、口眼㖞斜等症，是为风邪中络证。

风与寒湿合邪，侵袭筋骨关节，阻痹经络，则见肢体关节游走疼痛，从而形成风胜行痹证。

风邪侵犯肺卫，宣降失常，通调水道失职，则见突起面睑肢体浮肿，是为风水相搏证。

风邪可与寒、热、火、湿、痰、水、毒等邪兼并为病，而有不同的名称，如风寒证、风热证、风火证、风湿证、风痰证、风水证、风毒证等。

内风证是由于机体内部的病理变化，如热盛、阳亢、阴虚、血虚等所致，以出现类似风性动摇为主要表现的证候，又称为“动风”。而风淫证主要是感受外界风邪所致，证候表现亦与内风有所不同，临床时应加以鉴别。

风淫证的辨证依据是，可表现为新起恶风、微热、汗出、脉浮缓，或突起风团、瘙痒、麻木、肢体关节游走疼痛、面睑浮肿等症。

二、里　证

指病变部位在内，脏腑、气血、骨髓等受病所反映的证候。

【临床表现】 里证的范围极为广泛，其表现多种多样，概而言之，凡非表证（及半表半里证）的特定证候，一般都属里证的范畴，即所谓“非表即里”。其证候特征是无新起恶寒发热并见，以脏腑症状为主要表现。

【证候分析】 形成里证的原因有三个方面：

一是外邪袭表，表证不解，病邪传里，形成里证；

二是外邪直接入里，侵犯脏腑等部位，即所谓“直中”为病；

三是情志内伤，饮食劳倦等因素，直接损伤脏腑气血，或脏腑气血功能紊乱而出现种种证候。

《景岳全书·传忠录》说：“里证者，病之在内、在脏也。凡病自内生则或因七情，或因劳倦，或因饮食所伤，或为酒色所困，皆为里证。”里证由于形成的原因、性质不同，其证候、机理亦各不相同。

里证可见于外感疾病的中、后期阶段，或为内伤疾病。不同的里证可表现为不同的证候，故很难用几个症状全面概括，但其基本特征是一般病情较重，病位较深，病程较长。

里证的病位虽然同属于“里”，但仍有浅深之别，一般病变在腑、在上、在气者，较为轻浅，病变在脏、在下、在血者，较为深重。

附：半表半里证

指病变既非完全在表，又未完全入里，病位处于表里进退变化之中，以寒热往来等为主要表现的证候。

【临床表现】 寒热往来，胸胁苦满，心烦喜呕，默默不欲饮食，口苦，咽干，目眩，脉弦。

【证候分析】 半表半里证在六经辨证中通常称为少阳病证，是外感病邪由表入里的过程中，邪正分争，少阳枢机不利所表现的证候。

三、表里证鉴别要点

表证和里证的辨别，主要是审察寒热症状，内脏证候是否突出，舌象、脉象等变化。《医学心悟·寒热虚实表里阴阳辨》说："一病之表里，全在发热与潮热，恶寒与恶热，头痛与腹痛，鼻塞与口燥，舌苔之有无，脉之浮沉以分之。假如发热恶寒，头痛鼻塞，舌上无苔（或作薄白），脉息浮，此表也；如潮热恶热，腹痛口燥，舌苔黄黑，脉息沉，此里也。"可作为辨别表里证的参考。

（1）外感病中，发热恶寒同时并见者属表证；但热不寒或但寒不热者属里证；寒热往来者属半表半里证。

（2）表证以头身疼痛，鼻塞或喷嚏等为常见症状，内脏证候不明显；里证以内脏证候，如咳喘、心悸、腹痛、呕泻之类表现为主症，鼻塞、头身痛等非其常见症状；半表半里证则有胸胁苦满等特有表现。

（3）表证及半表半里证舌苔变化不明显，里证舌苔多有变化；表证多见浮脉，里证多见沉脉或其他多种脉象。

此外，辨表里证尚应参考起病的缓急、病情的轻重、病程的长

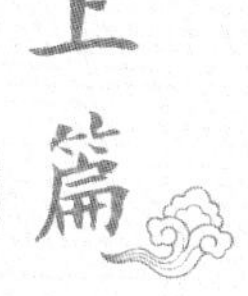

短等。

第二节　上　下

笔者认为：上下是非常重要的病位之一，不可或缺。在辨证论治中必须考虑是否有上下不同类型，如“上盛下虚”（阳亢阴虚，肝阳化风）、“上热下寒”。

另外，中医界常提到“中”，特指脾胃或大肠（若以上下而言，“中”则包含于“下”）。

上焦，如风热犯肺证、肺热炽盛证。

中焦，如寒湿困脾证、湿热蕴脾证、肠热腑实证、寒滞胃肠证。

下焦，如肾阳虚证、肾虚水泛证。

一般病变在上，较为轻浅，病变在下，较为深重。

第三节　脏腑经络

一、脏　腑

1. 脏

肺的病变主要反映在肺系，呼吸功能失常，宣降功能失调，通调水道、输布津液失职，以及卫外机能不固等方面。临床以咳嗽，气喘，咳痰，胸痛，咽喉痒痛，声音变异，鼻塞流涕或水肿等为肺病的常见症，其中以咳喘更为多见。

心的病变主要反映在心脏本身及其主血脉功能的失常，心神的意识思维等精神活动的异常。临床以心悸、怔忡、心痛、心烦、失眠、多梦、健忘、神昏、神识错乱、脉结或代或促等为心病的常见症。此外，某些舌体病变，如舌痛、舌疮等，亦常责之于心。

脾的病变主要以运化、升清功能失职，致使水谷、水液不运，消化功能减退，水湿潴留，化源不足，以及脾不统血，清阳不升为主要病理改变。临床以腹胀腹痛、不欲食而纳少、便溏、浮肿、困重、内脏下垂、慢性出血等为脾病的常见症状。

肝的病变主要反映在疏泄失常，气机逆乱，精神情志变异，消化功能障碍；肝不藏血，全身失养，筋膜失濡，以及肝经循行部位经气受阻等多方面的异常。其常见症状有精神抑郁，烦躁，胸胁、少腹胀痛，头晕目眩，巅顶痛，肢体震颤，手足抽搐以及目疾，月经不调，睾丸疼痛等。

肾以人体生长发育迟缓或早衰，生殖机能障碍，水液代谢失常，呼吸功能减退，脑、髓、骨、发、耳及二便功能异常为主要病理变化。临床以腰膝酸软或疼痛，耳鸣耳聋，齿摇发脱，阳痿遗精，精少不育，经闭不孕，水肿，呼吸气短而喘，二便异常等为肾病的常见症状。

2. **腑：**

胃的病变主要反映在受纳、腐熟功能障碍及胃失和降，胃气上逆。多因饮食失节，或外邪侵袭等所致，病久可导致胃的阴、阳、气虚。

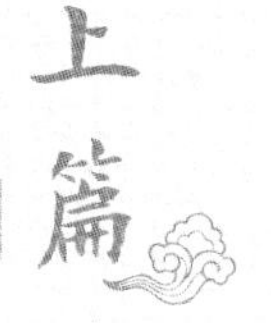

常见纳食异常，胃脘痞胀疼痛，恶心呕吐，嗳气，呃逆等症。

小肠的病变主要反映在泌别清浊功能和气机的失常。常见腹胀、肠鸣、腹痛、腹泻等症。

大肠的病变主要反映在大便传导功能的失常。常见便秘、腹泻、便下脓血以及腹痛、腹胀等症。

胆的病变主要反映在影响消化和胆汁排泄、情绪活动等的异常。常见口苦、黄疸、胆怯、易惊等症。常见肝胆湿热、胆郁痰扰等证。

膀胱的病变主要反映在排尿功能的异常。常见尿频、尿急、尿痛、尿闭等症。

二、经　络

1. 十二经脉

肺经	大肠经	脾经	胃经
心经	小肠经	肝经	胆经
（心包经）	（三焦经）	肾经	膀胱经

2. 奇经八脉

奇经八脉，即冲、任、督、带、阳维、阴维、阳跻、阴跻八条经脉。其中最重要是“任督二脉”。

第三章 病性的另一种表述："阴阳盛衰"

笔者认为，病因病机辨证以病性（虚实寒热气血津液）为纲，并能与病位（表里上下脏腑经络）有机结合，从而形成完整的证候诊断。

笔者认为，病因病机辨证已经包含病因（六淫、七情、饮食劳逸）、病机（八纲与气血津液）之辨证。

第一节 阳气盛衰、阴津血盛衰

笔者认为：为了更好地掌握病机的动态变化，对于病性"虚实寒热气血津（液）"的说法，还可采用另一种表述："阴阳盛衰"（即"阴阳之虚实"）。——也就是说，把病性按照"阳气、阴津血"的虚实，分为"阳气盛、阴津血盛；

阳气虚、阴津血虚”四类。

如此细分下去，就产生了十二个具体病性，为方便记忆，可以趣记为：犹如一年四季的十二个月。

阳气盛：阳盛（即实热）、气盛（即气滞）；

阴津血盛：阴盛（即实寒）、津盛（即水湿、痰、饮、食积）、血盛（即血瘀）；

阳气虚：阳虚、气虚；

阴津血虚：阴津虚（因为临床上“阴虚”与“津虚”犹如水乳交融、难以截然分开，故合称“阴津虚”，很多教材径直简称为“阴虚”）、血虚。

一年四季中，最具典型性的是夏天（阳气盛）、冬天（阳气虚）。其次，则是春天（阴津血盛）、秋天（阴津血虚）。

若按四季演变的顺序，则是：春天（阴津血盛）、夏天（阳气盛）、秋天（阴津血虚）、冬天（阳气虚）。

第二节　实证类

阳气盛类

一、实热证（火热证）

指外感火热邪毒，阳热内盛，以发热、口渴、胸腹灼热、面红、便秘尿黄、舌红苔黄而干、脉数或洪等为主要表现的证候。

【临床表现】 发热恶热，烦躁，口渴喜饮，汗多，大便秘结，小便短黄，面色赤，舌红或绛，苔黄干燥或灰黑，脉数有力（洪数、滑数、弦数等）。甚者或见神昏、谵语，惊厥、抽搐，吐血、衄血，痈肿疮疡。

【证候分析】 火、热、温邪的性质同类，仅有轻重、缓急等程度之别。故在程度上有“温为热之渐，火为热之极”之说，在病机上有“热自外感，火由内生”之谓，但从辨证学的角度看，火证与热证均是指具有温热性质的证候，概念基本相同。

形成火热证的原因，可有外界阳热之邪侵袭，如高温劳作，感受温热，火热烧灼，过食辛辣燥热之品，寒湿等邪气郁久化热，情志过极而化火，脏腑气机过旺等。火为阳邪，具有炎上，耗气伤津，生风动血，易致肿疡等特性。

阳热之气过盛，火热燔灼急迫，气血沸涌，则见发热恶热，颜面色赤，舌红或绛，脉数有力；热扰心神，则见烦躁不安；邪热迫津外泄，则汗多；阳热之邪耗伤津液，则见口渴喜饮，大便秘结，小便短黄等。

由火热所导致的病理变化，最常见者为伤津耗液，甚至亡阴；火热迫血妄行可见各种出血；火热使局部气血壅聚，灼血腐肉而形成痈肿脓疡；火热炽盛可致肝风内动，则见抽搐、惊厥；火热闭扰心神，则见神昏谵语等，其中不少为危重证候。

火热证的临床证候，可因病变发生脏腑、组织等部位的不同，所处阶段的不同，以及轻重程度的不同，而表现出各自的特点。常

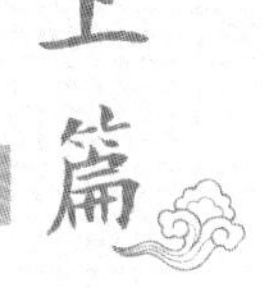

见证有风热犯表证、肺热炽盛证、心火亢盛证、胃热炽盛证、热扰胸膈证、肠热腑实证、肝火上炎证、肝火犯肺证、热闭心包（神）证、火毒入脉证、热入营血证、热（火）毒壅聚肌肤证等。

按八纲归类，火热证有表实热、里实热之分。热邪外袭，卫气抗邪于外为表实热证；邪热传里，或火热之邪直接内侵，或体内阳热有余，以热在脏腑、营血等为主要表现者，为里实热证。

外感温热类疾病的基本病性是热（火）。卫气营血辨证主要是说明温（火）热类疾病在不同阶段，不同层次以及轻重、演变等方面的证候特点。

火热证常与风、湿、暑、燥、毒、瘀、痰、饮等邪同存，而为风热证、风火证、湿热证、暑热证、温燥证、火（热）毒证、瘀热证、痰热证、热饮证等。

病久而体内阴液亏虚者，常出现低热、五心烦热、口渴、盗汗、脉细数、舌红少津等症，辨证为阴虚证。阴虚证虽与火热证同属热证范畴，但本质上有虚实的不同，火热证以阳热之邪有余为主，发热较甚，病势较剧，脉洪滑数有力。

火热证的辨证依据是，新病突起，病势较剧，以发热、口渴、便秘、尿黄、舌红或绛、苔黄干、脉数有力等为主要表现。

二、气滞证

指人体某一部分或某一脏腑、经络的气机阻滞，运行不畅，以胀闷疼痛为主要表现的证候。

【临床表现】 胸胁、脘腹等处或损伤部位的胀闷或疼痛，疼痛性质可为胀痛、窜痛、攻痛，症状时轻时重，部位不固定，按之一般无形，痛胀常随嗳气、肠鸣、矢气等而减轻，或症状随情绪变化而增减，脉象多弦，舌象可无明显变化。

【证候分析】 引起气滞证的原因，主要有三方面：一是情志不舒，忧郁悲伤，思虑过度，而致气机郁滞；二是痰饮、瘀血、宿食、蛔虫、砂石等病理物质的阻塞，或阴寒凝滞，湿邪阻碍，外伤络阻等，都能导致气机郁滞；三是脏气虚弱，运行乏力而气机阻滞。

气滞证候的主要机理是气的运行发生障碍，气机不畅则痞胀，障碍不通则疼痛，气得运行则症减，故气滞以胀闷疼痛为主要临床表现。

临床常见的气滞证有肝气郁结证、胃肠气滞证、肝胃气滞（不和）证等，并表现出各自的证候特征。

气滞常可导致血行不畅而形成气滞血瘀；气机郁滞日久，可以化热、化火；气机不利，可影响水液代谢而产生痰湿、水液内停。气滞一般是气逆、气闭的病理基础。

气滞证的辨证依据是，以胸胁脘腹或损伤部位的胀闷、胀痛、窜痛为主要表现。

阴津血盛类

三、实寒证（寒淫证）

指寒邪侵袭机体，阳气被遏，以恶寒甚、无汗、头身或胸腹疼痛、苔白、脉弦紧等为主要表现的实寒证候。

【临床表现】 恶寒重，或伴发热，无汗，头身疼痛，鼻塞或流清涕，脉浮紧。或见咳嗽、哮喘、咯稀白痰；或为脘腹疼痛、肠鸣腹泻、呕吐；或为肢体厥冷、局部拘急冷痛等。口不渴，小便清长，面色白甚或青，舌苔白，脉弦紧或脉伏。

【证候分析】 寒淫证主要是因感受阴寒之邪所致，感受寒邪的常见途径有淋雨、下水、衣单、露宿、在冰雪严寒处停留、食生、饮冷等。寒为阴邪，具有凝滞、收引、易伤阳气的特性。

寒淫证常分为“伤寒”（即“伤寒证”）和“中寒”（即“中寒证”）。伤寒证与中寒证在病因、病位、证候表现、病机等方面有异有同。

“伤寒证”是指寒邪外袭于肤表，阻遏卫阳，阳气抗邪于外所表现的表实寒证，又称外寒证、表寒证、寒邪束表证、太阳表实证、太阳伤寒证等。寒为阴邪，其性清冷，遏制并损伤阳气，寒性凝滞、收引，阻碍气血运行，郁闭肌肤，阳气失却温煦，故见恶寒、头身疼痛、无汗、苔白、脉浮紧等症。

“中寒证”是指寒邪直接内侵脏腑、气血，遏制及损伤阳气，阻滞脏腑气机和血液运行所表现的里实寒证，又称内寒证、里寒证等。寒邪客于不同脏腑，可有不同的证候特点，寒邪客肺，肺失宣降，故见咳嗽、哮喘、咯稀白痰等症；寒滞胃肠，使胃肠气机失常，运化不利，则见脘腹疼痛、肠鸣腹泻、呕吐等症。此外，临床上寒淫证还有多种类型，如寒滞肝脉证、寒滞心脉证、寒凝胞宫证、寒痹证（痛痹证）等，均可见肢冷、患部拘急冷痛、无汗、面白或青、苔白、脉沉紧甚至脉伏等症。

寒邪常与风、湿、燥、痰、饮等邪共存，而表现为风寒证、寒湿证、凉燥证、寒痰证、寒饮证等。寒邪侵袭，常可形成寒凝气滞证、寒凝血瘀证，耗伤阳气则可演变成虚寒证，甚至导致亡阳。

本证属实寒证，与由于机体阳气亏虚所形成的**虚寒证**有所不同，主要根据是否感受寒邪、发病及病势的新久缓急、病体的强弱等方面进行鉴别。

寒淫证的辨证依据是，新病突起，病势较剧，有感寒原因可查，以寒冷症状为主要表现。

四、水湿、痰、饮、食积证

湿、水、饮、痰在形质、流动性、证候表现上有异有同，四者之间的关系密切。四者均属体内水液停聚所形成的病理性产物，其形成均常与肺、脾、肾等脏腑功能失调和对水液的气化失常有关。“湿”无明显形质可见而呈“汽态”，弥漫性大，以肢体闷重酸困等为主要表现；“水”质清稀为液态，流动性大，以水肿、少尿为主症；“饮”是一种较水浊而较痰稀的液态病理产物，常停聚于某些腔隙及胃肠，以停聚处的症状为主要表现；“痰”的质地稠浊而黏，常呈半凝固乳胶状态，流动性小，多停于肺，但可随气流窜全身，见症复杂，一般有吐痰多的主症。由于湿、水、饮、痰本属一类，难以截然划分，且可相互转化、兼并，故又常互相通称，如有痰饮、痰湿、水饮、水湿、湿饮、湿痰等名。

1. 水停证

指体内水液因气化失常而停聚，以肢体浮肿、小便不利，或腹大痞胀，舌淡胖等为主要表现的证候。

【临床表现】 头面、肢体甚或全身水肿，按之凹陷不易起，或为腹水而见腹部膨隆、叩之音浊，小便短少不利，身体困重，舌淡胖，苔白滑，脉濡缓等。

【证候分析】 病理性的“水”，为质地清稀、流动性大的病理性产物。由水液停聚所导致的证候，称为“水停证”。导致水停的原因，可为风邪外袭，或湿邪内阻，亦可因房劳伤肾，或久病肾虚等，影响肺、脾、肾的气化功能，使水液运化、输布失常而停聚为患。此外，瘀血内阻，经脉不利，亦可影响水液的运行，使水蓄腹腔等部位，而成血瘀水停。

水为有形之邪，水液输布失常而泛溢肌肤，故以水肿、身体困重为主症；水液停聚腹腔，而成腹水，故见腹部膨隆、叩之音浊；膀胱气化失司，水液停蓄而不泄，故见小便不利；舌淡胖，苔白滑，脉濡，是水湿内停之征。

根据形成水停的机理、脏器的不同，临床常见的水停证有风水相搏（风袭水停）证、脾虚水泛证、肾虚水泛证、水气凌心证等。

水停证的辨证依据是，以肢体浮肿、小便不利，或腹大痞胀，舌淡胖等为主要表现。

2. 湿淫证

指感受外界湿邪，或体内水液运化失常而形成湿浊，阻遏气机与清阳，以身体困重、肢体酸痛、腹胀腹泻、纳呆、苔滑脉濡等为主要表现的证候。

【临床表现】 头昏沉如裹，嗜睡，身体困重，胸闷脘痞，口腻不渴，纳呆，恶心，肢体关节、肌肉酸痛，大便稀，小便浑浊。或为局部渗漏湿液，或皮肤出现湿疹、瘙痒，妇女可见带下量多。面色晦垢，舌苔滑腻，脉濡缓或细等。

【证候分析】 湿淫证既可因外湿侵袭，如淋雨下水、居处潮湿、冒受雾露等而形成，又可因脾失健运，水液不能正常输布而化为湿浊，或因多食油腻、嗜酒饮冷等而湿浊内生，前者称为外湿，后者称为内湿。但湿淫证常是内外合邪而为病，故其证候亦常涉及内外。

湿为阴邪，具有阻遏气机，损伤阳气，黏滞缠绵，重浊趋下等致病特点。

湿邪阻滞气机、困遏清阳，故湿淫证以困重、闷胀、酸楚、腻浊、脉濡缓或细等为证候特点。外湿、内湿在证候表现上，有一定的差异，外湿以肢体困重、酸痛为主，或见皮肤湿疹、瘙痒，或有恶寒微热，病位偏重于体表，是因湿郁于肤表，阻滞经气所致；内湿以脘腹痞胀、纳呆、恶心、便稀等为主，病位多偏重于内脏，是因湿邪阻滞气机，脾胃运化失调所致。

湿为阴邪，故临床多见寒湿，但湿郁又易化热，则成湿热。寒湿相合的寒湿证、湿热蕴结的湿热证，临床均颇为常见，如有寒湿凝滞筋骨证、寒湿困脾证、湿热蕴脾证、肠道湿热证、肝胆湿热证、膀胱湿热证、湿热下注证等。对湿热证进行辨证时应注意区分热与湿的孰轻孰重，是湿重于热、热重于湿，抑或湿热俱盛。

此外，湿邪还可与风、暑、痰、毒等邪气合并为病，而为风湿证、暑湿证、水湿证、痰湿证、湿毒证，以及湿遏卫表证、湿痰犯头证等，各自可有不同的证候表现。

湿淫证的辨证依据是，起病较缓而缠绵，以困重、酸楚、痞闷、腻浊等为证候特点。

3. 痰证

指痰浊内阻或流窜，以咳吐痰多、胸闷、呕恶、眩晕、体胖，或局部有圆滑包块，苔腻、脉滑等为主要表现的证候。

【临床表现】 常见咳嗽痰多，痰质黏稠，胸脘痞闷，呕恶，纳呆，或头晕目眩，或形体肥胖，或神昏而喉中痰鸣，或神志错乱而为癫、狂、痴、痫，或某些部位出现圆滑柔韧的包块等，舌苔腻，脉滑。

【证候分析】 “痰”是体内水液停聚凝结而形成的一种质稠浊而黏的病理产物。形成痰的原因很多，如外感六淫、饮食不当、情志刺激、过逸少动等，影响肺、脾、肾等脏的气化功能，以致水液未能正常输布而停聚凝结成痰。由痰浊停聚所导致的证候，是为痰证。

“脾为生痰之源，肺为贮痰之器。”说明痰的生成与脾的运化功能失常，水湿不化而凝聚密切相关；痰浊最易内停于肺，而影响肺气的宣发肃降，故痰证以咳吐痰多、胸闷等为基本表现。痰浊中阻，胃失和降，可见脘痞、纳呆、泛恶呕吐痰涎等症；痰的流动性小而难以消散，故常凝聚于局部而形成圆滑包块；痰亦可随气升降，流窜全身，如痰蒙清窍，则头晕目眩；痰蒙心神则见神昏、神乱；痰泛于肌肤，则见形体肥胖；苔腻、脉滑等为痰浊内阻的表现。

根据痰的性状及兼症的不同，痰证有寒痰、热痰、湿痰、燥痰以及风痰、瘀痰、脓痰等之分。痰与其他病性兼并，可形成很多证候。临床常见的痰证有痰蒙心神证、痰热闭神证、痰火扰神证、痰阻心脉证、痰阻胸阳证、痰浊阻肺证、痰热壅肺证、痰热结胸证、痰热腑实证、燥痰结肺证、痰阻胞宫（或精室）证、痰湿内盛证、痰阻经络证、风痰阻络证、痰气郁结证、脓痰蕴肺证、风痰闭神证、瘀痰阻络证等等，其证候除有痰的表现外，必兼有其他病性及痰所停部位的症状。

总之，痰浊为病，颇为广泛，见症多端，因而有“百病多因痰作祟”“怪病多痰”之说。

痰证的辨证依据是，以咳吐痰多、胸闷、呕恶、眩晕、体胖，或局部有圆滑包块，苔腻、脉滑等为主要表现。

4. 饮证

指水饮停聚于腔隙或胃肠，以胸闷脘痞、呕吐清水、咳吐清稀痰涎、肋间饱满、苔滑等为主要表现的证候。

【临床表现】 脘腹痞胀，泛吐清水，脘腹部水声辘辘；肋间饱满，咳唾引痛；胸闷，心悸，息促不得卧；身体、肢节疼重；咳吐清稀痰涎，或喉间哮鸣有声；头目眩晕，舌苔白滑，脉弦或滑等。

【证候分析】 “饮”是体内水液停聚而转化成的一种较痰清稀、较水浑浊的病理性产物。可因外邪侵袭，或为中阳素虚，使水液输布障碍，而停聚成饮。

饮邪主要停积于胃肠、胸胁、心包、肺等身体的管腔部位。饮邪停留于胃肠，阻滞气机，胃失和降，可见泛吐清水，脘腹痞胀，腹部水声辘辘，是为狭义的“痰饮”；饮邪停于胸胁，阻碍气机，压迫肺脏，则有肋间饱满，咳唾引痛，胸闷息促等症，是为悬饮；饮邪停于心包，阻遏心阳，阻滞气血运行，则见胸闷心悸，气短不得卧等症，是为支饮；饮邪流行，归于四肢，当汗出而不汗出，身体、肢节疼重等，是为溢饮；饮邪犯肺，肺失宣降，气道滞塞，则见胸部紧闷，咳吐清稀痰涎，或喉间哮鸣有声；饮邪内阻，清阳不能上升，则见头目眩晕；舌苔白滑，脉弦或滑等，亦为饮证的表现。

根据饮停主要部位的不同，临床有饮停胃肠证、饮停胸胁证、饮停心包证、饮邪客肺证等，并表现出各自的证候特点。

饮证的辨证依据是，以胸闷脘痞、呕吐清水、咳吐清稀痰涎、肋间饱满、苔滑等为主要表现。

5. 食积证（如食滞胃肠证）

食滞胃肠证指饮食停积胃肠，以脘腹痞胀疼痛、呕泻酸馊腐臭等为主要表现的证候。

【临床表现】 脘腹胀满疼痛、拒按，厌食，嗳腐吞酸，呕吐酸馊食物，吐后胀痛得减，或腹痛，肠鸣，矢气臭如败卵，泻下不爽，大便酸腐臭秽，舌苔厚腻，脉滑或沉实。

【证候分析】 本证多因饮食不节，暴饮暴食，食积不化所致；或因素体胃气虚弱，稍有饮食不慎，即停滞难化而成。

胃肠主受纳、运化水谷，以和降为顺。暴饮暴食，或饮食不慎，食滞胃肠，气失和降，阻滞不通，则脘腹胀满疼痛而拒按；食积于内，腐熟不及，则拒于受纳，故厌恶食物；胃中未消化之食物夹腐浊之气上逆，则嗳腐吞酸，或呕吐酸馊食物；吐后宿食得以排出，故胀痛可减；食滞肠道，阻塞气机，则腹胀腹痛，肠鸣，矢气多而臭如败卵；腐败食物下注，则泻下之物酸腐秽臭；胃肠秽浊之气上蒸，则舌苔厚腻；脉滑或沉实，为食积之象。

本证多有伤食病史，以脘腹痞胀疼痛、呕泻酸馊腐臭等为辨证的主要依据。

五、血瘀证

指瘀血内阻，血行不畅，以固定刺痛、肿块、出血、瘀血色脉征为主要表现的证候。

【临床表现】 有疼痛、肿块、出血、瘀血色脉征等方面的证候。其疼痛特点为刺痛、痛处拒按、固定不移、常在夜间痛甚；肿块的性状是在体表者包块色青紫，腹内者触及质硬且推之不移；出血的特征是出血反复不止，色紫暗或夹血块，或大便色黑如柏油状，或妇女血崩、漏血；瘀血色脉征主要有面色黧黑，或唇甲青紫，或皮下紫斑，或肌肤甲错，或腹露青筋，或皮肤出现丝状红缕，或舌有紫色斑点、舌下络脉曲张，脉多细涩或结、代、无脉等。

【证候分析】 产生瘀血的原因可有多个方面，一是外伤、跌仆及其他原因造成的体内出血，离经之血未及时排出或消散，淤积于内；二是气滞而血行不畅，以致血脉瘀滞；三是血寒而使血脉凝滞，或血热而使血行壅聚或血受煎熬，血液浓缩黏滞，致使脉道瘀塞；四是湿热、痰浊、砂石等有形实邪压迫、阻塞脉络，以致血运受阻；五是气虚、阳虚而运血无力，血行迟缓。

血瘀证的机理主要为瘀血内积，气血运行受阻，不通则痛，故有刺痛、固定、拒按等特点；夜间阳气内藏，阴气用事，血行较缓，瘀滞益甚，故夜间痛增；血液淤积不散而凝结成块，则见肿块紫暗、出血紫暗成块；血不循经而溢出脉外，则见各种出血并反复不止；血行障碍，气血不能濡养肌肤，则见皮肤干涩、肌肤甲错；血行瘀滞，则血色变紫变黑，故见面色黧黑、唇甲青紫；脉络瘀阻，则见络脉

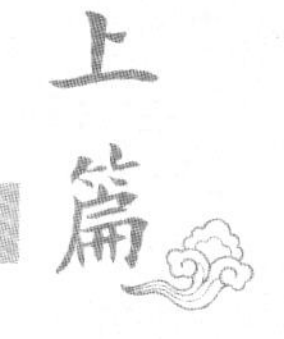

显露、丝状红缕、舌现斑点、脉涩等症。

瘀血可阻滞于各种脏器、组织，而有不同的血瘀证名，如心脉瘀阻证、瘀阻脑络证、胃肠血瘀证、肝经血瘀证、瘀阻胞宫证、瘀滞胸膈证、下焦瘀血证、瘀滞肌肤证、瘀滞脉络证等，并表现出各自脏器、组织的证候特点。

血瘀与气滞可互为因果，或同时为病，而为气滞血瘀证或血瘀气滞证，简称瘀滞证。血瘀可与痰、热等合并为病，而为瘀痰互结证、瘀热互结证。瘀血内阻还可导致血虚、水停等病理改变。

血瘀证的辨证依据是，以固定刺痛、肿块、出血、瘀血色脉征为主要表现。

第三节　虚证类

阳气虚类

一、阳虚证

指体内阳气亏损，机体失却温养，推动、蒸腾、气化等作用减退，以畏冷肢凉为主要表现的虚寒证候。

【临床表现】 畏冷，肢凉，口淡不渴，或喜热饮，或自汗，小便清长或尿少不利，大便稀薄，面色㿠白，舌淡胖，苔白滑，脉沉迟（或为细数）无力。可兼有神疲，乏力，气短等气虚的表现。

【证候分析】 形成阳虚证的原因主要有：久病损伤，阳气亏虚，或气虚进一步发展；久居寒凉之处，或过服寒凉清苦之品，阳气逐渐耗伤；年高而命门之火渐衰。

由于阳气亏虚，机体失却温煦，不能抵御阴寒之气，而寒从内生，于是出现畏冷肢凉等一派病性属虚、属寒的证候；阳气不能蒸腾、气化水液，则见便溏、尿清或尿少不利、舌淡胖等症；阳虚水湿不化，则口淡不渴，阳虚不能温化和蒸腾津液上承，则可见渴喜热饮。

阳虚可见于许多脏器组织的病变，临床常见者有心阳虚证、脾阳虚证、胃阳虚证、肾阳虚证、胞宫（精室）虚寒证，以及虚阳浮越证等，并表现有各自脏器的证候特征。

阳虚证易与气虚证同存，即阳气亏虚证；阳虚则寒，必有寒象并易感寒邪；阳虚可发展演变成阴虚（即阴阳两虚）和亡阳；阳虚可导致气滞、血瘀、水泛，产生痰饮等病理变化。

阳虚证的辨证依据是，病久体弱，以畏冷肢凉、小便清长、面白、舌淡等为主要表现。

二、气虚证

指元气不足，气的推动、固摄、防御、气化等功能减退，或脏器组织的机能减退，以气短、乏力、神疲、脉虚等为主要表现的虚弱证候。

【临床表现】 气短声低，少气懒言，精神疲惫，体倦乏力，脉虚，舌质淡嫩，或有头晕目眩，自汗，动则诸症加重。

【证候分析】 形成气虚证的原因，主要有：久病、重病、劳累过度等，使元气耗伤太过；先天不足，后天失养，致元气生成匮乏；

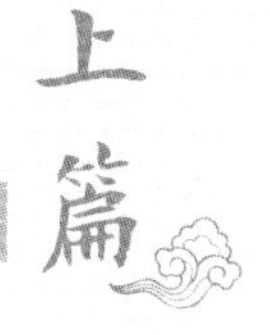

年老体弱，脏腑机能减退而元气自衰。

由于元气不足，脏腑机能衰退，故出现气短、声低、懒言、神疲、乏力；气虚而不能推动营血上荣，则头晕目眩，舌淡嫩；卫气虚弱，不能固护肤表，故为自汗；“劳则气耗”，故活动劳累则诸症加重；气虚鼓动血行之力不足，故脉象虚弱。

元气亏虚，而以某脏腑机能减退所表现的证候为主者，临床常见证有心气虚证、肺气虚证、脾气虚证、肾气虚证、胃气虚证、肝胆气虚证等，甚至可为多脏气虚证候同在。

气陷证、气不固证、气脱证等，常是气虚的发展，或为其特殊表现。

气虚可导致多种病理变化，如气虚而机能减退，运化无权，推动无力，可导致营亏、血虚、阳虚、生湿、生痰、水停、气滞、血瘀，以及易感外邪等。同时气虚可与血虚、阴虚、阳虚、津亏等兼并为病，而为气血两虚证、气阴两虚证、阳气亏虚证、津气亏虚证等。

气虚证的辨证依据是，病体虚弱，以神疲、乏力、气短、脉虚为主要表现。

阴津血虚类

三、阴虚证

指体内阴液亏少而无以制阳，滋润、濡养等作用减退，以咽干、五心烦热、脉细数等为主要表现的虚热证候。

【临床表现】 形体消瘦，口燥咽干，两颧潮红，五心烦热，潮热，盗汗，小便短黄，大便干结，舌红少津或少苔，脉细数等。

【证候分析】 导致阴虚证的原因主要有：热病之后，或杂病日久，伤耗阴液；情志过极，火邪内生，久而伤及阴精；房事不节，耗伤阴精；过服温燥之品，使阴液暗耗。

阴液亏少，则机体失却濡润滋养，同时由于阴不制阳，则阳热之气相对偏旺而生内热，故表现为一派虚热、干燥不润、虚火内扰的证候。

阴虚证可见于多个脏器组织的病变，常见者有肺阴虚证、心阴虚证、胃阴虚证、脾阴虚证、肝阴虚证、肾阴虚证等，并表现出各自脏器的证候特征。

阴虚可与气虚、血虚、阳虚、阳亢、精亏、津液亏虚以及燥邪等证候同时存在，或互为因果，而表现为气阴亏虚证、阴血亏虚证、阴阳两虚证、阴虚阳亢证、阴精亏虚证、阴津（液）亏虚证、阴虚燥热证等。阴虚进而可发展成阳虚、亡阴，阴虚可导致动风、气滞、血瘀、水停等病理变化。

阴虚证的辨证依据是，病久体弱，以五心烦热、尿黄便结、颧红、舌红少津、脉细数等为主要表现。

四、津液亏虚证

指体内津液亏少，脏腑、组织、官窍失却滋润、濡养、充盈，以口渴尿少，口、鼻、唇、舌、皮肤、大便干燥等为主要表现的证候。

【临床表现】 口、鼻、唇、舌、咽喉、皮肤、大便等干燥，皮

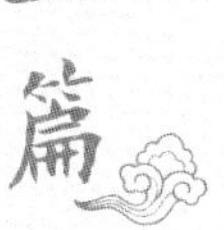

肤枯瘪而缺乏弹性，眼球深陷，口渴欲饮水，小便短少而黄，舌红，脉细数无力等。

【证候分析】 大汗、大吐、大泻、高热、烧伤等，使津液耗损过多；外界气候干燥，或体内阳气偏亢，使津液耗损；饮水过少，或脏气虚衰，使津液生成不足，均可形成津液亏虚的证候。

津液亏少，不能充养、濡润脏器、组织、官窍，则见口、鼻、唇、舌、咽喉、皮肤、大便等干燥，皮肤枯瘪而缺乏弹性，眼球深陷，口渴欲饮水等一派干燥少津的症状；津液亏少，阳气偏旺，则有舌红、脉细数等症。

一般津液损伤程度较轻，仅为水液亏少者，称为伤津、津亏，以干燥症状为主要表现；继发于汗、吐、泻等之后，液体暴失，津液损伤程度较重者，称为液耗、液脱，常有皮肤枯瘪，眼球深陷的临床特征。但临床上常将二者通称而不作严格区分。

津液亏虚的常见证有肺燥津伤证、胃燥津亏证、肠燥津亏证等，均有干燥见症，并表现出各自脏器的证候特点。

外界燥邪耗伤津液所见证候，为燥淫证，属于**外燥**；体内津液亏虚必见干燥症状，为津液亏虚证，属于**内燥**。津液亏虚属于阴虚的范畴，气虚、血虚与津液亏虚可互为因果或同病，而形成阴液亏虚证、津气亏虚证、津枯血燥证等。

津液亏虚证的辨证依据是，以口渴尿少，口、鼻、唇、舌、皮肤、大便干燥等为主要表现。

附：燥淫证

指外界气候干燥，耗伤津液，以皮肤、口鼻、咽喉干燥等为主要表现的证候。

【临床表现】 皮肤干燥甚至皲裂、脱屑，口唇、鼻孔、咽喉干燥，口渴饮水，舌苔干燥，大便干燥，或见干咳少痰、痰黏难咯，小便短黄，脉象偏浮等。

除以上临床表现外，凉燥常有恶寒发热，无汗，头痛，脉浮缓或浮紧等表寒症状；温燥常见发热有汗，咽喉疼痛，心烦，舌红，脉浮数等表热症状。

【证候分析】 燥邪具有干燥、伤津耗液、损伤肺脏等致病特点。燥淫证的发生有明显的季节性，是秋天的常见证候，发于初秋气温者为温燥，发于深秋气凉者为凉燥。

燥邪侵袭，易伤津液，而与外界接触的皮肤、清窍和肺系首当其冲，所以燥淫证的证候主要表现为皮肤、口唇、鼻孔、咽喉、舌苔干燥，干咳少痰等症；大便干燥，小便短黄，口渴饮水，系津伤自救的表现。

由于燥淫证主要是感受外界燥邪所致，所以除了“干燥”的证候以外，还有“表证”的一般表现，如轻度恶寒或发热、脉浮等。初秋之季，气候尚热，余暑未消，燥热侵犯肺卫，故除了干燥津伤之证候表现外，又见类似风热表证之象；深秋季节，气候既凉，气寒而燥，人感凉燥，除了燥象之外，必见类似寒邪袭表之表寒证候。

临床上常见的燥淫证，有燥邪犯表证、燥邪犯肺证、燥干清窍证等，各自症状虽可有所偏重，但由于肌表、肺系和清窍常同时受累，以至三证的症状常相兼出现，因而辨证时可不严格区分，而主要在于辨别凉燥与温燥。

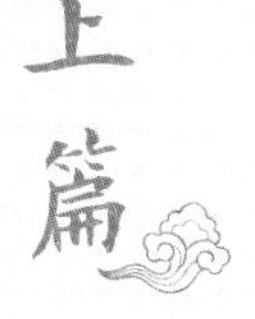

燥淫证与由于血虚、阴亏所导致的机体失于濡润而出现的干燥证候不同，前者因于外感，属**外燥**；后者因于内伤，属**内燥**。但两者亦可相互为因，内外合病。

燥淫证的辨证依据是，常见于秋季或处气候干燥的环境，具有干燥不润的证候特点。

五、血虚证

指血液亏虚，不能濡养脏腑、经络、组织，以面、睑、唇、舌色白，脉细为主要表现的虚弱证候。

【临床表现】 面色淡白或萎黄，眼睑、口唇、舌质、爪甲的颜色淡白，头晕，或见眼花、两目干涩，心悸，多梦，健忘，神疲，手足发麻，或妇女月经量少、色淡、延期甚或经闭，脉细无力等。

【证候分析】 导致血虚的原因，主要有两个方面：一是血液耗损过多，新血未及补充，主要见于各种出血之后，或久病、大病之后，或劳神太过，阴血暗耗，或因虫积肠道，耗吸营血等；二是血液生化不足，可见于脾胃运化机能减退，或进食不足，或因其他脏腑功能减退不能化生血液，或瘀血阻塞脉络，使局部血运障碍，影响新血化生，即所谓“瘀血不去新血不生”等。

血液亏虚，脉络空虚，形体组织缺乏濡养荣润，则见颜面、眼睑、口唇、舌质、爪甲的颜色淡白，脉细无力；血虚而脏器、组织得不到足够的营养，则见头晕，眼花，两目干涩，心悸，手足发麻，妇女月经量少、色淡；血虚失养而心神不宁，故症见多梦，健忘，神疲等。

血虚证主要指心血虚证和肝血虚证，并可有血虚肠燥证、血虚肤燥生风证等。

血虚可与气虚、阴虚、血瘀等兼并存在，而为气血两虚证、阴血亏虚证、血虚夹瘀证。血虚发展可致血脱。

血虚证的辨证依据是，病体虚弱，以肌肤黏膜的颜色淡白、脉细为主要表现。

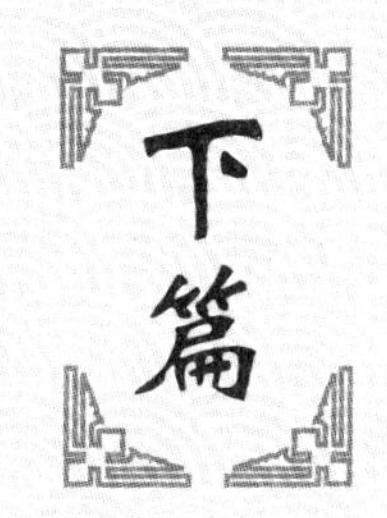

脏腑经络辨证

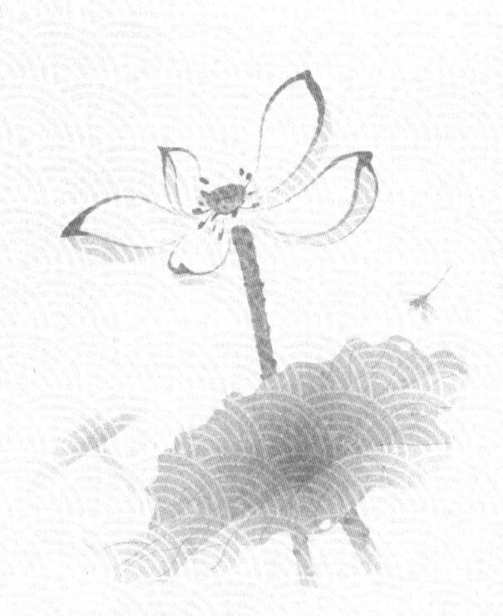

第一章 脏腑辨证

脏腑辨证（笔者认为是“脏腑病性”辨证的简称），是在认识脏腑生理功能、病理特点的基础上，将四诊所收集的症状、体征及有关病情资料，进行综合分析，从而判断疾病所在的脏腑部位及其病性的一种辨证方法。简言之，即以脏腑病位为纲，对疾病进行辨证。

由于脏腑辨证的体系比较完整，每一个脏腑有其独特的生理功能、病理表现和证候特征，有利于对病位的判断，并能与病性有机结合，从而形成完整的证候诊断。

第一节　辨肺病证候

肺居胸中，上连气道、喉咙，开窍于鼻，合称肺系。肺在体合皮，其华在毛。其经脉起于中焦，下络大肠，肺与大肠互为表里。

肺主气、司呼吸，吸清呼浊，吐故纳新，生成宗气，营运全身，贯注心脉，助心行血；肺又主宣发、肃降，通调水道，输布津液，宣散卫气，滋润皮毛，并主嗅觉和发声。

肺的病变主要反映在肺系，呼吸功能失常，宣降功能失调，通调水道、输布津液失职，以及卫外机能不固等方面。临床以咳嗽，气喘，咯痰，胸痛，咽喉痒痛，声音变异，鼻塞流涕，或水肿等为肺病的常见症，其中以咳喘更为多见。

肺病的证候有虚、实两类。

实证多因风、寒、燥、热等外邪侵袭和痰饮停聚于肺而成，而有风寒犯肺、风热犯肺、燥邪犯肺、风水相搏、肺热炽盛、寒痰阻肺、饮停胸胁、痰热壅肺等证。

虚证多因久病咳喘，或他脏病变累及于肺，导致肺气虚和肺阴虚。

表证类

一、风寒犯肺证

指风寒侵袭，肺卫失宣，以咳嗽、咯稀白痰、恶风寒等为主要表现的证候。

【临床表现】 咳嗽，咯少量稀白痰，气喘，微有恶寒发热，鼻塞，流清涕，喉痒，或见身痛无汗，舌苔薄白，脉浮紧。

【证候分析】 本证多因风寒外邪，侵袭肺卫，致使肺卫失宣而成。

肺司呼吸，外合皮毛，风寒外感，最易袭表犯肺，肺气被束，失于宣降而上逆，则为咳嗽、气喘；肺津不布，聚成痰饮，随肺气逆于上，故咯痰色白质稀；鼻为肺窍，肺气失宣，鼻咽不利，则鼻塞、流清涕、喉痒。风寒袭表，卫阳被遏，不能温煦肌表，故见微恶风寒；卫阳抗邪，阳气浮郁在表，故见发热；风寒犯表，凝滞经络，经气不利，故头身疼痛；寒性收引，腠理闭塞，故见无汗；舌苔薄白，脉浮紧，为感受风寒之征。

本证多有外感风寒的病史，以咳嗽、咯稀白痰与风寒表证共见，为辨证的主要依据。

本证以咳嗽及咯稀白痰为主，表证证候较轻；风寒束表证则以表证证候为主，咳嗽较轻，不咯痰。

二、风热犯肺证

指风热侵袭，肺卫失宣，以咳嗽、发热恶风等为主要表现的证候。本证在三焦辨证中属上焦病证，在卫气营血辨证中属卫分证。

【临床表现】 咳嗽，痰少而黄，气喘，鼻塞，流浊涕，咽喉肿痛，发热，微恶风寒，口微渴，舌尖红，苔薄黄，脉浮数。

【证候分析】 本证多因风热外邪，侵袭肺卫，致使肺卫失宣而成。

风热袭肺，肺失清肃，肺气上逆，故咳嗽；风热熏蒸，津气敷布失常，故咯少量黄痰；肺气失宣，鼻窍不利，津液为热邪所灼，故鼻塞流浊涕；风热上扰，咽喉不利，故咽喉肿痛。风热袭表，卫气抗邪，阳气浮郁于表，故有发热；卫气被遏，肌表失于温煦，故微恶风寒；热伤津液，则口微渴；舌尖红，苔薄黄，脉浮数，为风热袭表犯肺之征。

本证多有感受风热的病史，以咳嗽、痰少色黄与风热表证共见为辨证的主要依据。

风热犯肺证与风寒犯肺证均属外感新病，均有咳嗽及表证症状。但前者为发热重恶寒轻，痰少色黄，流浊涕，舌苔薄黄，脉浮数；后者为恶寒重发热轻，痰白清稀，流清涕，舌苔薄白，脉浮紧。

三、燥邪犯肺证

指外感燥邪，肺失宣降，以干咳少痰、鼻咽口舌干燥等为主要表现的证候。简称肺燥证。燥邪有偏寒、偏热的不同，而有温燥袭肺证和凉燥袭肺证之分。

【临床表现】 干咳无痰，或痰少而黏、不易咯出，甚则胸痛，痰中带血，或见鼻衄，口、唇、鼻、咽、皮肤干燥，尿少，大便干结，舌苔薄而干燥少津。或微有发热恶风寒，无汗或少汗，脉浮数或浮紧。

【证候分析】 本证多因时处秋令，或干燥少雨之地，感受燥邪，耗伤肺津，肺卫失和，或因风温之邪化燥伤津及肺所致。

燥邪犯肺，肺津耗损，肺失滋润，清肃失职，故干咳无痰，或痰少而黏、难以咯出，咳甚损伤血络，而见胸痛、咯血、鼻衄。燥邪伤津，清窍、皮肤失于滋润，则为口、唇、鼻、咽、皮肤干燥，苔薄而干燥少津；肠道失润，则大便干燥；津伤液亏，则小便短少。燥袭卫表，卫气失和，故微有发热恶风寒。

夏末秋初，燥与热合，多为温燥，腠理开泄，则见出汗，脉浮数。秋末冬初，若燥与寒合，多见凉燥，寒主收引，腠理闭塞，故表现为无汗，脉浮紧。

本证与气候干燥有关，以干咳少痰、鼻咽口舌干燥等为辨证的主要依据。

燥邪犯肺证与肺阴虚证均有干咳、痰少难咯的表现，但前者属外感新病，常兼有表证，干燥症状突出，虚热之象不明显；后者属内伤久病，无表证，虚热内扰的症状明显。

四、风水相搏证

指风邪外袭，肺卫失宣，水湿泛溢肌肤，以突起头面浮肿及卫表症状为主要表现的证候。

【临床表现】 眼睑头面先肿，继而遍及全身，上半身肿甚，来势迅速，皮肤薄而发亮，小便短少，或见恶寒重发热轻，无汗，舌苔薄白，脉浮紧。或见发热重恶寒轻，咽喉肿痛，舌苔薄黄，脉浮数。

【证候分析】 本证多由风邪外感，肺卫受病，宣降失常，通调失职，风遏水阻，风水相搏，泛溢肌肤而成。

风为阳邪，上先受之，肺居上焦，为水之上源，风邪犯肺，宣发肃降失职，不能通调水道，风水相搏，水气泛溢，故水肿起于眼睑头面，上半身水肿较重；由于是外邪新感，所以发病较快，水肿迅速，皮肤发亮；上源不通，水液不能下输膀胱，则见小便短少。若伴见恶寒重，发热轻，无汗，苔薄白，脉浮紧等症，为风水偏寒；若伴见发热重，恶寒轻，咽喉肿痛，舌红，脉浮数等症，为风水偏热。

本证以突起头面浮肿与卫表症状共见为辨证的主要依据。

里实类

五、肺热炽盛证

指火热炽盛，壅积于肺，肺失清肃，以咳喘气粗、鼻翼煽动等为主要表现的实热证候。

简称肺热证或肺火证。本证在卫气营血辨证中属气分证，在三焦辨证中属上焦病证。

【临床表现】 发热，口渴，咳嗽，气粗而喘，甚则鼻翼煽动，鼻息灼热，胸痛，或有咽喉红肿疼痛，小便短黄，大便秘结，舌红苔黄，脉洪数。

【证候分析】 本证多因风热之邪入里，或风寒之邪入里化热，蕴结于肺所致。

肺热炽盛，肺失清肃，气逆于上，故见咳嗽，气喘，甚则鼻翼煽动，气粗息灼；邪气郁于胸中，阻碍气机，则胸痛；肺热上熏于咽喉，气血壅滞，故咽喉红肿疼痛。里热蒸腾，向外升散，则发热较甚；热盛伤津，则口渴欲饮，大便秘结，小便短黄；舌红苔黄，脉洪数，为邪热内盛之征。

本证以新病势急，咳喘气粗、鼻翼煽动与火热症状共见为辨证的主要依据。

六、寒痰阻肺证

指寒饮或痰浊停聚于肺，肺失宣降，以咳喘、痰白量多易咯等为主要表现的证候。又名寒饮停肺证、痰浊阻肺证。

【临床表现】 咳嗽，痰多、色白、质稠或清稀、易咯，胸闷，气喘，或喉间有哮鸣声，恶寒，肢冷，舌质淡，苔白腻或白滑，脉弦或滑。

【证候分析】 本证多因素有痰疾，罹感寒邪，内客于肺；或因外感寒湿，侵袭于肺，转化为痰；或因脾阳不足，寒从内生，聚湿成痰，上干于肺所致。

痰浊［寒痰］阻肺，肺失宣降，肺气上逆，则咳嗽，呼吸喘促，咯痰色白而黏稠、量多易咯；寒饮停肺，肺气上逆，则痰色白而清稀、量多易咯；痰气搏结，上涌气道，故喉中痰鸣，时发喘哮；痰浊或寒饮凝闭于肺，肺气不利，故胸部满闷。寒性凝滞，阳气被郁而不能外达，形体四肢失于温煦，故恶寒、肢冷。舌淡，苔白腻或白滑，脉弦或滑，为寒饮痰浊内停之象。

本证以咳喘、痰白量多易咯等为辨证的主要依据。痰稀者为寒饮停肺证，痰稠者为寒痰阻肺证。

七、饮停胸胁证

指水饮停于胸腔，阻碍气机，以胸廓饱满、胸胁胀闷或痛等为主要表现的证候。

【临床表现】 胸廓饱满，胸胁部胀闷或痛，咳嗽，气喘，呼吸、咳嗽或身体转侧时牵引致胁痛，或有头目晕眩，舌苔白滑，脉沉弦。

【证候分析】 本证多因中阳素虚，气不化水，水停为饮；或因外邪侵袭，肺失通调，水液运行输布障碍，停聚为饮，流注胸腔而成。

饮停胸胁，气机受阻，升降失司，络脉不利，故胸胁饱胀疼痛，气短息促；水饮停于胸腔，上迫于肺，肺失宣降，胸胁气机不利，故咳嗽、呼吸及身体转侧时牵引作痛；饮邪遏阻，清阳不升，故头目晕眩；水饮内停，故可见脉沉弦，苔白滑。

本证以胸廓饱满、胸胁胀闷或痛等为辨证的主要依据。

八、痰热壅肺证

指痰热交结，壅滞于肺，肺失清肃，以发热、咳喘、痰多黄稠等为主要表现的证候。

【临床表现】 咳嗽，咯痰黄稠而量多，胸闷，气喘息粗，甚则鼻翼煽动，喉中痰鸣，或咳吐脓血腥臭痰，胸痛，发热口渴，烦躁不安，小便短黄，大便秘结，舌红苔黄腻，脉滑数。

【证候分析】 本证多因邪热犯肺，肺热炽盛，灼伤肺津，炼液成痰；或宿痰内盛，郁而化热，痰热互结，壅阻于肺所致。

痰壅热蒸，肺失清肃，气逆上冲，故咳嗽气喘，气粗息涌，甚则鼻翼煽动；痰热互结，随肺气上逆，故咯痰黄稠而量多，或喉中痰鸣；若痰热阻滞肺络，气滞血壅，肉腐血败，则见咳吐脓血腥臭痰；痰热内盛，壅塞肺气，则胸闷胸痛。里热炽盛，蒸达于外，故见发热；热扰心神，则烦躁不安；热灼津伤，则口渴，小便黄赤，大便秘结；舌红苔黄腻，脉滑数，为典型的痰热内盛之征。

本证以发热、咳喘、痰多黄稠等为辨证的主要依据。

痰热壅肺证与肺热炽盛证的鉴别，前者为痰热俱盛，咯多量黄稠痰；后者为但热无（或少）痰。

里虚类

九、肺气虚证

指肺气虚弱，呼吸无力，卫外不固，以咳嗽无力、气短而喘、自汗等为主要表现的虚弱证候。

【临床表现】 咳嗽无力，气短而喘，动则尤甚，咯痰清稀，声低懒言，或有自汗、畏风，易于感冒，神疲体倦，面色淡白，舌淡苔白，脉弱。

【证候分析】 本证多因久病咳喘，耗伤肺气；或因脾虚失运，生化不足，肺失充养所致。

由于肺气亏虚，呼吸功能减弱，宣降无权，气逆于上，加之宗气生成不足，所以咳嗽无力，气短而喘；动则耗气，肺气更虚，则咳喘加重；肺气虚，宗气衰少，发声无力，则声低懒言。肺虚，津液不得布散，聚而为痰，故吐痰清稀。肺气亏虚，不能宣发卫气于肤表，腠理失密，卫表不固，故见自汗、畏风，且易受外邪侵袭而反复感冒。面色淡白，神疲体倦，舌淡苔白，脉弱，均为气虚不能推动气血，机能衰减之象。

本证多有久病咳喘、体弱等病史，以咳嗽无力、气短而喘、自汗与气虚症状共见为辨证的主要依据。

十、肺阴虚证

指肺阴亏虚，虚热内扰，以干咳少痰、潮热、盗汗等为主要表现的虚热证候。又名肺虚热证。

【临床表现】 干咳无痰，或痰少而黏、不易咯出，或痰中带血，声音嘶哑，口燥咽干，形体消瘦，五心烦热，潮热盗汗，两颧潮红，舌红少苔乏津，脉细数。

【证候分析】 本证多因燥热伤肺，或痨虫蚀肺，或汗出伤津，或素嗜烟酒、辛辣燥热之品，或久病咳喘，老年体弱，渐致肺阴亏虚而成。

肺阴不足，失于滋润，肺中乏津，或虚火灼肺，以致肺热叶焦，失于清肃，气逆于上，故干咳无痰，或痰少而黏，难以咯出；甚则虚火灼伤肺络，络伤血溢，则痰中带血。肺阴不足，咽喉失润，且为虚火所蒸，以致声音嘶哑。阴虚阳无所制，虚热内炽，故见午后潮热，五心烦热；热扰营阴则盗汗；虚火上炎，故两颧发红；阴液不足，失于滋养，则口燥咽干，形体消瘦；舌红少苔乏津，脉细数，为阴虚内热之象。

本证以干咳、痰少难咯、潮热、盗汗等为辨证的主要依据。若潮热盗汗等虚热内扰之症不明显，则可称阴虚肺燥证。

第二节　辨心病证候

心居胸中，心包络护卫于外。手少阴心经循臂内侧后缘，下络小肠，与小肠互为表里。心开窍于舌，在体合脉，其华在面。

心的主要功能是主血脉，具有推动血液在脉道中运行不息，以濡养脏腑、组织、官窍的作用；心又主神明，为人体精神和意识思维活动的中枢，是生命活动的主宰。

心的病变主要反映在心脏本身及其主血脉功能的失常，心神的意识思维等精神活动的异常。临床以心悸、怔忡、心痛、心烦、失眠、多梦、健忘、神昏、神识错乱、脉结或代或促等为心病的常见症。此外，某些舌体病变，如舌痛、舌疮等，亦常责之于心。

心病的证候有虚实之分。

实证多由火扰、气郁、寒凝、痰阻、瘀血等原因，导致心火亢盛、心脉痹阻、痰蒙心神、瘀阻脑络及痰火扰神等证；

虚证多由思虑劳神太过，或先天不足，脏气虚弱，久病伤心，导致心阳虚、心阳虚脱、心气虚、心阴虚、血虚等证。

里实类

一、心火亢盛证

指火热内炽，扰乱心神，迫血妄行，上炎口舌，热邪下移，以发热、心烦、吐衄、舌赤生疮、尿赤涩灼痛等为主要表现的实热证候。

【临床表现】 发热，口渴，心烦，失眠，便秘，尿黄，面红，舌尖红绛，苔黄，脉数有力。甚或口舌生疮、溃烂疼痛；或见小便短赤、灼热涩痛；或见吐血、衄血；或见狂躁谵语、神识不清。

【证候分析】 本证多因情志抑郁化火；或火热之邪内侵；或过食辛辣刺激、温补之品，久蕴化火，内炽于心所致。

心火炽盛，内扰于心，神不守舍，则为发热，心烦，失眠；火邪伤津，故口渴，便秘，尿黄；火热炎上，则面赤，舌尖红绛；气血运行加速，则脉数有力。

若以口舌生疮、赤烂疼痛为主者，称为心火上炎证。

若兼小便赤、涩、灼、痛者，称为心火下移证，习称为心移热于小肠，由于心火炽盛，灼伤津液，以致尿少色赤而排尿灼热涩痛。

若吐血、衄血表现突出者，称为心火迫血妄行证。

若以狂躁谵语、神识不清为主症者，称为热扰心神证或热闭心神证。

本证以发热、心烦、吐衄、舌赤生疮、尿赤涩灼痛等实火表现为辨证的主要依据。

二、心脉痹阻证

指气滞、阴寒、痰浊、瘀血等因素阻痹心脉，以心悸怔忡、胸闷、心痛为主要表现的证候。又名心血［脉］瘀阻证。由于诱因的不同，临床又有气滞心脉证、寒凝心脉证、痰阻心脉证、瘀阻心脉证等之分。

【临床表现】 心悸怔忡，心胸憋闷疼痛，痛引肩背内臂，时作时止。或以刺痛为主，舌质晦暗或有青紫斑点，脉细、涩、结、代；或以心胸憋闷为主，体胖痰多，身重困倦，舌苔白腻，脉沉滑或沉涩；或以遇寒痛剧为主，得温痛减，畏寒肢冷，舌淡苔白，脉沉迟或沉紧；或以胀痛为主，与情志变化有关，喜太息，舌淡红，脉弦。

【证候分析】 本证多因正气先虚，心阳不振，运血无力，而致气滞、血瘀、痰浊、阴寒等邪气痹阻，心脉瘀阻，故其性质多属本虚标实。

心阳不振，失于温运，或瘀血内阻，心脏搏动失常，故见心悸怔忡。阳气不宣，血行无力，心脉阻滞不通，故心胸憋闷疼痛。手少阴心经之脉横出腋下，循肩背、内臂后缘，故痛引肩背内臂。瘀阻心脉的疼痛，以刺痛为特点，伴见舌暗，或有青紫色斑点，脉细涩或结或代等瘀血内阻的症状。

气滞心脉的疼痛，以胀痛为特点，其发作往往与精神因素有关，常伴见胁胀，善太息，脉弦等气机郁滞的症状。

寒凝心脉的疼痛，以痛势剧烈，突然发作，遇寒加剧，得温痛减为特点，伴见畏寒肢冷，舌淡苔白，脉沉迟或沉紧等寒邪内盛的症状。

痰阻心脉的疼痛，以闷痛为特点，多伴体胖痰多，身重困倦，苔白腻，脉沉滑或沉涩等痰浊内盛的症状。

本证以心悸怔忡，心胸憋闷疼痛与瘀血症状共见为辨证的主要依据。由于致痛之因有别，故应分辨疼痛特点及兼症以审证求因。

三、痰蒙心神证

指痰浊蒙蔽心神，以神志抑郁、错乱、痴呆、昏迷为主要表现的证候。又名痰迷心窍［包］证。

【临床表现】 神情痴呆，意识模糊，甚则昏不知人，或神情抑郁，表情淡漠，喃喃独语，举止失常。或突然昏仆，不省人事，口吐涎沫，喉有痰声。并见面色晦暗，胸闷，呕恶，舌苔白腻，脉滑等症。

【证候分析】 本证多因湿浊酿痰，阻遏气机；或因情志不遂，气郁生痰；或痰浊内盛，夹肝风内扰，致痰浊蒙蔽心神所致。

痰浊上蒙心神，神明失司，故见神情痴呆，意识模糊，甚则昏不知人。情志不遂，肝失疏泄，气郁痰凝，痰气互结，蒙蔽神明，则见神情抑郁，淡漠痴呆，或神志错乱，喃喃独语，举止失常。若痰浊内盛，引动肝风，肝风夹痰，闭阻心神，则可表现为突然昏仆，不省人事，口吐涎沫，喉中痰鸣。痰浊内阻，清阳不升，浊气上泛，气血不畅，故面色晦暗；痰阻胸阳，胃失和降，则胸闷，恶心呕吐。舌苔白腻，脉滑，均为痰浊内盛之征。

本证以神志抑郁、错乱、痴呆、昏迷与痰浊症状共见为辨证的主要依据。

四、瘀阻脑络证

指瘀血犯头，阻滞脑络，以头痛、头晕及瘀血症状为主要表现的证候。

【临床表现】 头晕、头痛经久不愈，痛如锥刺、痛处固定，或健忘，失眠，心悸，或头部外伤后昏不知人，面色晦暗，舌质紫暗或有斑点，脉细涩。

【证候分析】 本证多因头部外伤，瘀血停积于脑内；或久痛入络，瘀血内停，阻塞脑络所致。

瘀血阻滞脑络，不通则痛，故头痛持续、痛如针刺、痛处固定；脑络不通，气血不得正常流布，脑失所养，则头晕不已；瘀血不去，新血不生，心神失养，故有健忘，失眠，心悸等症；外伤严重，脑神受损，则昏不知人；面色晦暗，舌质紫暗或有斑点，脉细涩等，为瘀血内阻之征。

本证以头痛、头晕与瘀血症状共见为辨证的主要依据。

五、痰火扰神证

指火热痰浊交结，扰闭心神，以狂躁、神昏及痰热症状为主要表现的证候。又名痰火扰心［闭窍］证。

【临床表现】 发热，口渴，胸闷，气粗，咯吐黄痰，喉间痰鸣，心烦，失眠，甚则神昏谵语，或狂躁妄动，打人毁物，不避亲疏，胡言乱语，哭笑无常，面赤，舌质红，苔黄腻，脉滑数。

【证候分析】 本证多因精神刺激，思虑动怒，气郁化火，炼液为痰，痰火内盛；或外感温热、湿热之邪，热邪煎熬，灼津为痰，痰火内扰所致。

本证既可见于外感热病，又可见于内伤杂病。外感热病中，由于邪热内蕴，里热蒸腾上炎，则见发热，面红目赤，呼吸气粗；热灼津伤，故便秘尿黄；痰火扰乱或蒙闭心神，可见烦躁不宁，神昏谵语。内伤杂病中，由于精神刺激，痰火内盛，闭扰心神，轻则心烦失眠，重则神志狂乱而见胡言乱语，哭笑无常，狂躁妄动，打人毁物。痰火内盛，故有吐痰黄稠，或喉间痰鸣；痰阻气机，则胸闷不舒；舌红，苔黄腻，脉滑数，均为痰火内盛之象。

本证以神志狂躁、神昏谵语与痰热症状共见为辨证的主要依据。若但见火热而无痰的证候者，则为热闭［扰］心神证。

痰蒙心神、热闭［扰］心神与痰火扰［闭］神三证，均有神志异常的表现，均可或见神昏。

但痰蒙心神证为痰浊，其症以抑郁、痴呆、错乱为主，无热证表现；热闭［扰］心神证为火热，其症以狂躁、谵语、神昏为主，一派火热证候；痰火扰［闭］神证则为既有痰，又有火，其症为前二者的兼并。

里虚类

六、心阳虚证

指心阳虚衰，温运失司，鼓动无力，虚寒内生，以心悸怔忡、心胸憋闷及阳虚症状为主要表现的虚寒证候。

【临床表现】 心悸怔忡，心胸憋闷或痛，气短，自汗，畏冷肢凉，神疲乏力，面色㿠白，或面唇青紫，舌质淡胖或紫暗，苔白滑，脉弱或结或代。

【证候分析】 本证常由心气虚进一步发展，或由其他脏腑病证波及心阳而成。心阳虚衰则推运无力，阳失温煦则虚寒内生。

心阳虚衰，鼓动、温运无力，心动失常，故轻则见心悸，重则为怔忡；心阳虚弱，宗气衰少，胸阳不展，故心胸憋闷，气短；温运血行无力，心脉痹阻不通，则见心胸疼痛；阳虚而阴寒内生，温煦失职，故见畏寒肢冷；阳虚卫外不固，则可见自汗；温运乏力，血脉失充，寒凝而血行不畅，故见面色㿠白或面唇青紫，舌质紫暗，脉或结或代而弱；舌质淡胖，苔白滑，为阳虚寒盛，水湿不化之象。

本证以心悸怔忡、心胸憋闷与阳虚症状共见为辨证的主要依据。

心气虚与心阳虚均可见心悸、胸闷、气短等症，但阳虚证有畏冷肢凉、面色晦暗等表现，气虚证则疲乏等症表现明显。

七、心阳虚脱证

指心阳衰极，阳气欲脱，以心悸胸痛、冷汗、肢厥、脉微为主要表现的危重证候。

【临床表现】 在心阳虚证的基础上，突然冷汗淋漓，四肢厥冷，面色苍白，呼吸微弱，或心悸，心胸剧痛，神志模糊或昏迷，唇舌青紫，脉微欲绝。

【证候分析】 本证常是心阳虚证进一步发展的结果；亦可由寒邪暴伤心阳，或痰瘀阻塞心脉引起；还可因失血亡津，气无所依，心阳随之外脱而成。

心阳衰亡，不能外固，则冷汗淋漓；不能温煦四肢，故手足逆冷；宗气外泄，不能助肺司呼吸，故呼吸微弱；阳气外脱，脉道失充，故面色苍白无华；阳衰寒凝，血运不畅，瘀阻心脉，则见心胸剧痛，口唇青紫；心神涣散，则见神志模糊，甚则昏迷；脉微欲绝，为阳气外亡之征。

本证以心悸胸痛、冷汗、肢厥、脉微等表现为辨证依据。

八、心气虚证

指心气不足，鼓动无力，以心悸、神疲及气虚症状为主要表现的虚弱证候。

【临床表现】 心悸，胸闷，气短，精神疲倦，或有自汗，活动后诸症加重，面色淡白，舌质淡，脉虚。

【证候分析】 本证多由素体虚弱，或久病失养，或先天不足、脏器缺损，或年高脏气衰弱等原因导致。

心气虚弱，鼓动无力，故见心悸、胸闷；气虚卫外不固，故自汗；机能活动衰减，故气短、神疲；动则气耗，故活动劳累后诸症加剧；气虚运血无力，气血不足，血失充荣，故面色淡白、舌淡、脉虚。

本证以心悸、神疲与气虚症状共见为辨证的主要依据。

九、心阴虚证

指阴液亏损，心与心神失养，虚热内扰，以心烦、心悸、失眠及阴虚症状为主要表现的虚热证候。

【临床表现】 心烦，心悸，失眠，多梦，口燥咽干，形体消瘦，或见手足心热，潮热盗汗，两颧潮红，舌红少苔乏津，脉细数。

【证候分析】 本证多因思虑劳神太过，暗耗心阴；或因温热火邪，灼伤心阴；或因肝肾等脏阴亏，累及于心所致。

阴液亏少，心失濡养，心动失常，故见心悸；心神失养，虚火扰神，神不守舍，则见心烦不宁、失眠、多梦；阴虚失润，不能制阳，故口燥咽干，形体消瘦；手足心热，午后潮热，盗汗，颧红，舌红少津，脉细数等，均为阴虚内热之象。

本证以心烦、心悸、失眠与阴虚症状共见为辨证的主要依据。

心血虚与心阴虚虽均可见心悸、失眠、多梦等症，但血虚以“色白”为特征而无热象，阴虚以“色赤”为特征而有明显热象。

十、心血虚证

指血液亏虚，心与心神失于濡养，以心悸、失眠、多梦及血虚症状为主要表现的虚弱证候。

【临床表现】 心悸，头晕眼花，失眠，多梦，健忘，面色淡白或萎黄，唇、舌色淡，脉细无力。

【证候分析】 本证可因劳神过度而耗血，或失血过多，或久病伤及营血等引起；也可因脾失健运或肾精亏损，生血之源不足而导致。

血液不足，心失所养，心动失常，故见心悸；血虚心神失养，神不守舍，则见失眠、多梦；血虚不能上荣于头、面，故见头晕眼花、健忘、面色淡白或萎黄，唇、舌色淡；血少脉道失充，故脉细无力。

本证多有久病、失血等病史，以心悸、失眠、多梦与血虚症状共见为辨证的主要依据。

第三节　辨脾病证候

脾位居中焦，与胃相表里。脾主肌肉、四肢，开窍于口，其华在唇，外应于腹。

脾的主要生理功能是主运化水谷、水液，输布精微，为气血生化之源，故有后天之本之称。脾又主统血，能统摄血液在脉内运行。脾气主升，喜燥恶湿。

脾的病变主要以运化、升清功能失职，致使水谷、水液不运，消化功能减退，水湿潴留，化源不足，以及脾不统血，清阳不升为主要病理改变。临床以腹胀腹痛、不欲食而纳少、便溏、浮肿、困重、内脏下垂、慢性出血等为脾病的常见症状。

脾病的证候有虚、实之分。

实证多由饮食不节，或外感湿热或寒湿之邪，或失治、误治所致的湿热蕴脾、寒湿困脾等证。

脾的虚证多为因饮食、劳倦、思虑过度所伤，或病后失调所致的脾阳虚、脾气虚、脾气下陷、脾不统血等证；

里实类

一、寒湿困脾证

指寒湿内盛，困阻脾阳，脾失温运，以纳呆、腹胀、便溏、身重等为主要表现的寒湿证候。又名湿困脾阳证、寒湿中阻证、太阴寒湿证。

【临床表现】 脘腹胀闷，口腻纳呆，泛恶欲呕，口淡不渴，腹痛便溏，头身困重，或小便短少，肢体肿胀，或身目发黄，面色晦暗不泽，或妇女白带量多，舌体淡胖，舌苔白滑或白腻，脉濡缓或沉细。

【证候分析】 本证多因淋雨涉水，居处潮湿，气候阴雨，寒湿内侵伤中；或由于饮食失节，过食生冷、瓜果，以致寒湿停滞中焦；或因嗜食肥甘，湿浊内生，困阻中阳所致。外湿内湿，互为因果，以致寒湿困阻，脾阳失运。

脾喜燥恶湿，寒湿内盛，脾阳受困，运化失职，水湿内停，脾气郁滞，则脘腹痞胀或痛，食少；脾失健运，湿滞气机，则口腻，纳呆；水湿下渗，则大便稀溏；脾失健运，影响胃失和降，胃气上逆，故泛恶欲呕；湿为阴邪，其性重浊，泛溢肢体，遏郁清阳，则头身困重；若寒湿困脾，阳气被遏，水湿不运，泛溢肌肤，可见肢体肿胀，小便短少；寒湿困阻中阳，若肝胆疏泄失职，胆汁外溢，加之气血运行不畅，则为面目肌肤发黄，晦暗不泽；若寒湿下注，损伤带脉，带脉失约，妇女可见白带量多；口淡不渴，舌体胖大，苔白滑腻，脉濡缓或沉细，均为寒湿内盛之象。

本证以纳呆、腹胀、便溏、身重、苔白腻等为辨证的主要依据。

脾阳虚证与寒湿困脾证均有纳呆食少、腹胀、便溏等表现，但脾阳虚证为阳虚运化失职，导致寒湿内阻，以虚为主；寒湿困脾证为寒湿内盛，阻遏脾阳，以实为主。

二、湿热蕴脾证

指湿热内蕴，脾失健运，以腹胀、纳呆、发热、身重、便溏不爽等为主要表现的湿热证候。又名中焦湿热证、脾经湿热证。

【临床表现】 脘腹胀闷，纳呆，恶心欲呕，口中黏腻，渴不多饮，便溏不爽，小便短黄，肢体困重，或身热不扬，汗出热不解，或见面目发黄色鲜明，或皮肤发痒，舌质红，苔黄腻，脉濡数或滑数。

【证候分析】 本证多由外感湿热之邪；或本为脾气虚弱，湿邪中阻，湿郁化热；或嗜食肥甘厚腻，饮酒无度，酿成湿热，内蕴脾胃所致。

湿热阻滞中焦，纳运失健，升降失常，气机阻滞，则脘腹痞闷，纳呆食少，恶心呕吐；湿热蕴脾，上蒸于口，则口中黏腻，渴不多饮；湿热下注，阻碍气机，大肠传导失司，则便溏而不爽；湿热交结，热蒸于内，湿泛肌肤，阻碍经气，气化不利，则为肢体困重，小便短黄；湿遏热伏，郁蒸于内，故身热不扬；湿热之邪，黏滞缠绵，故汗出热不解；若湿热蕴结脾胃，熏蒸肝胆，疏泄失权，胆汁不循常道而泛溢肌肤，则见面目发黄色鲜明；湿热行于皮里，则皮肤发痒；舌质红，苔黄腻，脉濡数或滑数，均为湿热内蕴之征。

本证以腹胀、纳呆、发热、身重、便溏不爽、苔黄腻等为辨证的主要依据。

寒湿困脾证其湿属寒，湿热蕴脾证其湿属热，舌脉症的表现各有不同。

里虚类

三、脾阳虚证

指脾阳虚衰，失于温运，阴寒内生，以食少、腹胀腹痛、便溏等为主要表现的虚寒证候。又名脾虚寒证。

【临床表现】 食少，腹胀，腹痛绵绵，喜温喜按，畏寒怕冷，四肢不温，面白少华或虚浮，口淡不渴，大便稀溏，甚至完谷不化，或肢体浮肿，小便短少，或白带清稀量多，舌质淡胖或有齿痕，舌苔白滑，脉沉迟无力。

【证候分析】 本证多由脾气虚进一步发展；或因过食生冷、外寒直中、过用苦寒，损伤脾阳；或肾阳不足，命门火衰，火不生土，以致脾阳虚衰，温运失职，寒从内生，水谷失运，水湿不化。

脾阳虚衰，运化失权，则为食少腹胀，大便稀溏，甚至完谷不化；阳虚失运，寒从内生，寒凝气滞，故脘腹隐痛、冷痛，喜温喜按。脾阳虚衰，水湿不化，泛溢肌肤，则为肢体浮肿，小便短少；水湿下注，损伤带脉，带脉失约，则为白带清稀量多。脾阳虚衰，温煦失职，故畏寒怕冷，四肢不温；阳虚气血不荣，水气上泛，故面白无华或虚浮，舌质淡胖、边有齿痕，苔白滑；脉沉迟无力，为阳虚失运所致。

本证以食少、腹胀腹痛、便溏与虚寒症状共见为辨证的主要依据。

本证有畏冷肢凉、脘腹隐痛喜温等寒象，可与脾气虚证相鉴别。

四、脾气虚证

指脾气不足，运化失职，以食少、腹胀、便溏及气虚症状为主要表现的虚弱证候。

【临床表现】 不欲食，纳少，脘腹胀满，食后胀甚，或饥时饱胀，大便溏稀，肢体倦怠，神疲乏力，少气懒言，形体消瘦，或肥胖、浮肿，面色淡黄或萎黄，舌淡苔白，脉缓或弱。

【证候分析】 本证多因寒湿侵袭，饮食不节，或劳倦过度，或忧思日久，吐泻太过，损伤脾土，或禀赋不足，素体虚弱，或年老体衰，或大病初愈，调养失慎等所致。

脾主运化，脾气虚弱，健运失职，输精、散精无力，水湿不运，故见食欲不振，进食量少，脘腹胀满；食后脾气愈困，故腹胀愈甚；饥饿之时，脾气更乏，中虚气滞，故饥饿时饱胀；脾虚失运，清浊不分，水湿下注肠道，则见大便稀溏；脾为气血生化之源，脾虚化源不足，不能充达肢体、肌肉，故肢体倦怠，形体消瘦；气血不能上荣于面，故面色淡黄或萎黄；脾气虚，气血化生不足，脏腑功能衰退，故神疲乏力，少气懒言；若脾气虚弱，水湿不运，泛溢肌肤，则可见形体肥胖，或肢体浮肿；舌淡苔白，脉缓或弱，为脾气虚弱之征。

本证以食少、腹胀、便溏与气虚症状共见为辨证的主要依据。

五、脾虚气陷证

指脾气虚弱，中气下陷，以脘腹重坠、内脏下垂及气虚症状为主要表现的虚弱证候。又名脾［中］气下陷证。

【临床表现】 脘腹重坠作胀，食后益甚，或便意频数，肛门重坠，或久泄不止，甚或脱肛，或小便浑浊如米泔，或内脏、子宫下垂，气短懒言，神疲乏力，头晕目眩，面白无华，食少，便溏，舌淡苔白，脉缓或弱。

【证候分析】 本证多由脾气虚进一步发展，或因久泄久痢，或劳累太过，或妇女孕产过多，产后失于调护等损伤脾气，清阳下陷所致。

脾气主升，能升发清阳，举托内脏。脾气虚衰，升举无力，气坠于下，故脘腹重坠作胀，食后更甚；中气下陷，内脏失于举托，故便意频数，肛门重坠，或久泄不止，甚或脱肛，或子宫下垂，或胃、肝、肾等脏器下垂；脾主散精，精微不能正常输布，清浊不分，反注膀胱，故小便浑浊如米泔；清阳不升，头目失养，故头晕目眩；脾气虚弱，健运失职，故食少，便溏；化源亏乏，气血津液不能输布全身，脏腑功能减退，故见气短懒言，神疲乏力，面白无华，舌淡白，脉缓或弱。

本证以脘腹重坠、内脏下垂与气虚症状共见为辨证的主要依据。

六、脾不统血证

指脾气虚弱，不能统摄血行，以各种慢性出血为主要表现的虚弱证候。又名脾［气］不摄血证。

【临床表现】 各种慢性出血，如便血、尿血、吐血、鼻衄、紫斑，妇女月经过多、崩漏，食少，便溏，神疲乏力，气短懒言，面色萎黄，舌淡，脉细无力。

【证候分析】 本证多由久病气虚，或劳倦过度，损伤脾气，以致统血无权所致。

脾气亏虚，运血乏力，统血无权，血溢脉外，而见各种慢性出血症状。血从胃肠外溢，则见吐血或便血；血从膀胱外溢，则见尿血；血从肌肤外渗，则表现为紫斑；血从鼻外渗，则为鼻衄；冲任不固，则妇女月经过多，甚或崩漏。脾气虚弱，运化失职，故食少便溏；

化源亏少，气血不足，头面失于滋养，机能衰减，故见面色萎黄，神疲乏力，气短懒言；舌淡苔白，脉细无力，为脾气虚弱，气血两虚之象。

本证以各种慢性出血与气血两虚证共见为辨证的主要依据。

第四节　辨肝病证候

肝位于右胁，胆附于肝，肝胆互为表里。肝开窍于目，在体合筋，其华在爪。足厥阴肝经绕阴器，循少腹，布胁肋，系目，上额，交巅顶。少腹、胸胁、头顶是肝经经脉循行反映于体表的重要区域。

肝的主要生理功能是主疏泄，其性升发，喜条达恶抑郁，能调畅气机，疏泄胆汁，促进胃肠消化，调节精神情志而使人心情舒畅，调节生殖功能而有助于女子调经、男子泄精。肝又主藏血，具有贮藏血液，调节血量的功能。

肝的病变主要反映在疏泄失常，气机逆乱，精神情志变异，消化功能障碍；肝不藏血，全身失养，筋膜失濡，以及肝经循行部位经气受阻等多方面的异常。其常见症状有精神抑郁，烦躁，胸胁、少腹胀痛，头晕目眩，巅顶痛，肢体震颤，手足抽搐，以及目疾，月经不调，睾丸疼痛等。

肝病的常见证型可以概括为虚、实两类，而以实证为多见。

实证多由情志所伤，使肝失疏泄，气机郁结；气郁化火，气火上逆；用阳太过，阴不制阳；阳亢失制，肝阳化风；或寒邪、火邪、湿热之邪侵犯肝及肝经所致，而有肝郁气滞证，肝火炽盛证，肝阳上亢证，肝风内动证，肝经湿热证，寒滞肝脉证等。

虚证多因久病失养，或他脏病变所累，或失血，致使肝阴、肝血不足，而有肝阴虚证、肝血虚证等。

里实类

一、肝火炽盛证

指火热炽盛，内扰于肝，气火上逆，以头痛、烦躁、耳鸣、胁痛等及火热症状为主要表现的实热证候。又名肝火上炎证、肝经实火证，简称肝火［热］证。

【临床表现】 头晕胀痛，痛如刀劈，面红目赤，口苦口干，急躁易怒，耳鸣如潮，甚或突发耳聋，失眠，恶梦纷纭，或胁肋灼痛，吐血、衄血，小便短黄，大便秘结，舌红苔黄，脉弦数。

【证候分析】 本证多因情志不遂，肝郁化火，或因火热之邪内侵，或他脏火热累及于肝，以致肝经气火上逆所致。

肝气郁结，气郁化火，肝火内炽，热灼气阻，则胁肋灼痛；肝火炽盛，循经上攻头目，气血壅滞脉络，故头晕胀痛，面红目赤；肝藏魂，心藏神，热扰神魂，则心神不宁，魂不守舍，而见急躁易怒，失眠，恶梦纷纭；肝热移胆，循胆经上冲于耳，故见耳鸣如潮，甚则突发耳聋；肝火夹胆气上溢，则口苦；热盛迫血妄行，则见吐血、衄血；火邪灼津，故口渴，大便秘结，小便短黄；舌红苔黄，脉弦数，均为肝经实火内炽之象。

本证以头痛、烦躁、耳鸣、胁痛等与火热症状共见为辨证的主要依据。

二、肝郁气滞证

指肝失疏泄，气机郁滞，以情志抑郁、胸胁或少腹胀痛等为主要表现的证候。又名肝气郁结证，简称肝郁证。

【临床表现】 情志抑郁，善太息，胸胁、少腹胀满疼痛，走窜不定。或咽部异物感，或颈部瘿瘤、瘰疬，或胁下肿块。妇女可见乳房作胀疼痛，月经不调，痛经。舌苔薄白，脉弦。病情轻重与情绪变化的关系密切。

【证候分析】 本证多因精神刺激，情志不遂；病邪侵扰，阻遏肝脉；其他脏腑病变的影响，使肝气郁结，失于疏泄、条达所致。

肝性喜条达而恶抑郁，肝失疏泄，气机郁滞，经气不利，故胸胁或少腹胀满窜痛，情志抑郁寡欢，善太息；女子以血为本，冲任隶属于肝，肝郁气滞，血行不畅，气血失和，冲任失调，故见乳房作胀或痛，痛经，月经不调；若肝气郁结，气不行津，津聚为痰，或气郁化火，灼津为痰，肝气夹痰循经上行，搏结于咽喉，可见咽部有异物感，吞之不下，吐之不出；痰气搏结于颈部，则为瘿瘤、瘰疬；若气滞日久，血行瘀滞，肝络瘀阻，日久可形成肿块结于胁下；苔白，脉弦，为肝气郁滞之象。

本证多与情志因素有关，以情志抑郁、胸胁或少腹胀痛等为辨证的主要依据。

三、寒滞肝脉证

指寒邪侵袭，凝滞肝经，以少腹、前阴、巅顶等肝经经脉循行部位冷痛为主要表现的实寒证候。又名寒凝肝经证、肝寒证、肝经实寒证。

【临床表现】 少腹冷痛，阴部坠胀作痛，或阴器收缩引痛，或巅顶冷痛，得温则减，遇寒痛增，恶寒肢冷，舌淡，苔白润，脉沉紧或弦紧。

【证候分析】 本证多因感受外寒，寒凝肝经经脉所致。

足厥阴肝经绕阴器，循少腹，上巅顶。寒性收引、凝滞，寒袭肝经，阳气被遏，失于温煦，气血运行不畅，经脉收引挛急，故见少腹牵引阴器收缩痛或坠胀冷痛，或见巅顶冷痛；寒为阴邪，阻遏阳气而失布，则见恶寒肢冷；寒凝气血，故疼痛遇寒加剧，得热痛减；舌淡，苔白润，脉沉紧或弦紧，均为寒盛之象。

本证以少腹、前阴、巅顶冷痛与实寒症状共见为辨证的主要依据。

里虚类

四、肝阴虚证

指阴液亏损，肝失濡润，阴不制阳，虚热内扰，以头晕、目涩、胁痛、烦热等为主要表现的虚热证候。又名肝虚热证。

【临床表现】 头晕眼花，两目干涩，视力减退，或胁肋隐隐灼痛，面部烘热或两颧潮红，或手足蠕动，口咽干燥，五心烦热，潮热盗汗，舌红少苔乏津，脉弦细数。

【证候分析】 本证多由情志不遂，气郁化火，耗伤肝阴；或热病后期，灼伤阴液；或肾阴不足，水不涵木，累及肝阴。以致肝失濡养，头目、筋脉失润，阴不制阳，虚热内扰。

肝阴不足，头目失濡，故头晕眼花，两目干涩，视力减退；肝络失养，虚火内灼，疏泄失职，故胁肋隐隐灼痛；筋脉失滋，筋膜挛急，则见手足蠕动；阴虚不能制阳，虚热内蒸，故五心烦热，午后潮热；阴虚内热，迫津外泄，则为盗汗；虚火上炎，故面部阵阵烘热，两颧潮红；阴液不能上承，则口干咽燥；舌红少津，脉弦细数，为肝阴不足，虚热内炽之征。

本证以头晕、目涩、胁痛等与虚热症状共见为辨证的主要依据。

肝血虚与肝阴虚均属肝的虚证，均有头晕等表现。但前者为血虚，无热象，常见眩晕、视物模糊、经少、肢麻手颤等症；后者为阴虚，虚热表现明显，常见眼干涩、潮热、颧红、手足蠕动等症。

五、肝血虚证

指血液亏损，肝失濡养，以眩晕、视力减退、经少、肢麻手颤等及血虚症状为主要表现的虚弱证候。

【临床表现】 头晕眼花，视力减退或夜盲，或见肢体麻木，关节拘急，手足震颤，肌肉动，或为妇女月经量少、色淡，甚则闭经，爪甲不荣，面白无华，舌淡，脉细。

【证候分析】 本证多因脾胃虚弱，化源不足；或因失血过多，或因久病重病，失治误治伤及营血所致。

肝开窍于目，肝血不足，目失所养，故目眩，视物模糊或夜盲；肝在体为筋，爪甲为筋之余，筋失血养，则肢体麻木，关节拘急，手足震颤，肌肉动，爪甲不荣；女子以肝为先天，肝血不足，冲任失养，血海空虚，故月经量少、色淡，甚则闭经；血虚不能上荣头面，故面白无华，头晕；舌淡，脉细，为血虚之象。

本证多有体弱、失血等病史，以眩晕、视力减退、经少、肢麻手颤等与血虚症状共见为辨证的主要依据。

综合类

六、肝阳上亢证

指肝阳亢扰于上，肝肾阴亏于下，以眩晕耳鸣、头目胀痛、面红、烦躁、腰膝酸软等为主要表现的证候。

【临床表现】 眩晕耳鸣，头目胀痛，面红目赤，急躁易怒，失眠多梦，头重脚轻，腰膝酸软，舌红少津，脉弦有力或弦细数。

【证候分析】 本证多因素体阳盛，性急多怒，肝阳偏旺；或长期恼怒焦虑，气郁化火，阳气偏亢而暗耗阴液；或平素肾阴亏虚，或房劳太过，年老阴亏，水不涵木，阴不制阳，肝阳偏亢所致。

肝为刚脏，体阴用阳。肝阳升发太过，血随气逆，冲扰于头，则头目胀痛，眩晕耳鸣；气血上冲于面、目，血络充盈，则面红目赤；

亢阳扰动心神、肝魂，则急躁易怒，失眠多梦；肝阳亢于上，则肾阴亏于下，上盛而下虚，木旺耗水，水不涵木，阴不制阳，则头重脚轻，步履不稳；肝肾阴亏，筋骨失养，则腰膝酸软无力；舌红少津，脉弦有力或弦细数，为肝阳亢盛，肝肾阴亏之征。

本证以眩晕耳鸣、头目胀痛、面红、烦躁、腰膝酸软等为辨证的主要依据。

肝火炽盛证与肝阳上亢证的鉴别，前者纯属火热过盛的实证，多因火热之邪侵扰，或气郁化火所致，以发热口渴、便干尿黄、舌红脉数等热证为主要表现；后者为用阳太过，阳亢耗阴，上盛下虚的虚实夹杂证，以眩晕、面赤、烦躁、头重脚轻、腰膝酸软等为主要表现。

七、肝风内动证

泛指因风阳、火热、阴血亏虚等所致，以肢体抽搐、眩晕、震颤等为主要表现的证候。

根据病因病性、临床表现的不同，常可分为肝阳化风证、热极生风证、阴虚动风证和血虚生风证等。

（一）热极生风证

指邪热炽盛，热极动风，以高热、神昏、抽搐为主要表现的证候。本证在卫气营血辨证中归属血分证。

【临床表现】 高热口渴，烦躁谵语或神昏，颈项强直，两目上视，手足抽搐，角弓反张，牙关紧闭，舌质红绛，苔黄燥，脉弦数。

【证候分析】 本证多因外感温热病邪，邪热亢盛，热闭心神，燔灼筋膜，伤津耗液，筋脉失养所致。

邪热内盛，则高热持续；热扰心神，则烦躁不安、谵语；热闭心神，则神志昏迷；邪热炽盛，燔灼肝经，伤津耗液，筋脉失养而拘挛，则四肢抽搐，颈项强直，两目上视，角弓反张，牙关紧闭；舌红绛，苔黄燥，脉弦数，为肝经热盛之征。

本证以高热、神昏、抽搐为辨证的主要依据。

（二）阴虚动风证

指肝阴亏虚，虚风内动，以眩晕，手足震颤、蠕动，或肢体抽搐等及阴虚症状为主要表现的证候。

【临床表现】 手足震颤、蠕动，或肢体抽搐，眩晕耳鸣，口燥咽干，形体消瘦，五心烦热，潮热颧红，舌红少津，脉弦细数。

【证候分析】 本证多见于外感热性病后期，阴液耗损；或内伤久病，阴液亏虚，筋脉失养所致。

肝阴不足，筋脉失养，筋膜挛急，则见手足震颤、蠕动，或肢体抽搐；阴虚不能上滋，故头晕，眼花，耳鸣；阴虚不能制阳，虚热内蒸，故五心烦热，午后潮热，两颧发红；阴液不能上承，则口干咽燥；舌红少津，脉弦细数，为肝阴不足，虚热内炽之征。

本证以眩晕，手足震颤、蠕动与阴虚内热症状共见为辨证的主要依据。

（三）血虚生风证

指肝血亏虚，虚风内动，以眩晕，肢体震颤、麻木、拘急、瞤动、瘙痒等及血虚症状为主要表现的证候。

【临床表现】 眩晕，肢体震颤、麻木，手足拘急，肌肉瞤动，皮肤瘙痒，爪甲不荣，面白无华，舌质淡白，脉细或弱。

【证候分析】 本证多见于内伤杂病，因久病血虚，或急、慢性失血，而致营血亏虚，筋脉肌肤失养所致。

肝血不足，不能上荣头面，故头晕，目眩，面白；肝在体为筋，爪甲为筋之余，筋失血养，则肢体震颤，手足拘急，肌肉动，爪甲不荣；肢体、皮肤失养，则见肢体麻木，皮肤瘙痒；舌淡，脉细或弱，为血虚之象。

本证以眩晕、肢麻、震颤、拘急、瞤动、瘙痒等与血虚症状共见为辨证的主要依据。

（四）肝阳化风证

指肝阳上亢，肝风内动，以眩晕、肢麻震颤、头胀痛、面赤，甚至突然昏仆、口眼㖞斜、半身不遂等为主要表现的证候。

【临床表现】 眩晕欲仆，步履不稳，头胀头痛，急躁易怒，耳鸣，项强，头摇，肢体震颤，手足麻木，语言謇涩，面赤，舌红，或有苔腻，脉弦细有力。甚至突然昏仆，口眼㖞斜，半身不遂，舌强语謇。

【证候分析】 本证多由肝阳素亢，耗伤阴液，或肝肾阴亏，阴不制阳，阳亢阴虚日久而化风，从而表现出具有“动摇”特点的证候。

肝阳上亢，阴不制阳，阳亢化风，则经常头晕欲仆，头摇；阳亢而气血上壅，上实下虚，则行走飘浮，步履不稳；气血壅滞络脉，则头胀头痛，面赤；风动筋脉挛急，阴亏筋脉失养，则项强，肢体震颤，手足麻木；风阳窜扰，夹痰阻碍舌络，则语言謇涩；舌红，脉弦细有力，为阳亢阴虚化风之征。若风阳暴升，气血逆乱，肝风夹痰，蒙蔽心神，则见突然昏仆，喉中痰鸣；风痰窜扰经络，经气不利，则见口眼斜，半身不遂，舌强语謇。

本证以眩晕、肢麻震颤、头胀痛、面赤，甚至突然昏仆、口眼㖞斜、半身不遂等为辨证的主要依据。

肝风内动四证的成因与证候有别。

热极生风证为火热炽盛所致，病势急而重，表现为高热，神昏，抽搐；

阴虚动风证多见于热病后期，阴液亏损，表现为眩晕，手足震颤、蠕动及虚热证候；

血虚生风证多见于慢性久病，血虚失养，表现为眩晕、肢麻、震颤、拘急、面白舌淡等；

肝阳化风证为阳亢阴虚，上盛下虚，表现为眩晕欲仆，头胀痛，头摇，肢麻震颤，步履不稳等。

第五节　辨肾病证候

肾位于腰部，左右各一。其经脉与膀胱相互络属，互为表里。肾在体为骨，骨生髓充脑，其华在发，开窍于耳及二阴。

肾的主要生理功能是主藏精，主管人体生长、发育与生殖。肾内寄元阴元阳，元阴属水，元阳属火，为脏腑阴阳之根本，故称肾为“先天之本”“水火之宅”。肾又主水，并有纳气的功能。肾性潜藏，肾的精气只宜封藏，不宜耗泄。

肾以人体生长发育迟缓或早衰，生殖机能障碍，水液代谢失常，呼吸功能减退，脑、髓、骨、发、耳及二便功能异常为主要病理变化。

临床以腰膝酸软或疼痛，耳鸣耳聋，齿摇发脱，阳痿遗精，精少不育，经闭不孕，水肿，呼吸气短而喘，二便异常等为肾病的常见症状。

肾病多虚，多因禀赋不足，或幼年精气未充，或老年精气亏损，或房事不节，或他脏病久及肾等导致肾的阴、阳、精、气亏损。常见肾阳虚，肾虚水泛，肾阴虚，肾精不足，肾气不固等证。

里虚类

一、肾阳虚证

指肾阳亏虚，机体失却温煦，以腰膝酸冷、性欲减退、夜尿多为主要表现的虚寒证候。

又名元阳亏虚［虚衰］证、命门火衰证。

【临床表现】 头目眩晕，面色㿠白或黧黑，腰膝酸冷疼痛，畏冷肢凉，下肢尤甚，精神萎靡，性欲减退，男子阳痿早泄、滑精精冷，女子宫寒不孕，或久泄不止，完谷不化，五更泄泻，或小便频数清长，夜尿频多，舌淡，苔白，脉沉细无力，尺脉尤甚。

【证候分析】 本证多因素体阳虚，老年体衰，久病不愈，房事太过，或其他脏腑病变伤及肾阳，以致命门火衰，温煦失职，性欲减退，火不暖土，气化不行。

肾主骨，腰为肾之府，肾阳虚衰，温煦失职，不能温暖腰膝，故见腰膝酸冷、疼痛；肾居下焦，肾阳失于温煦，故畏冷肢凉，下肢尤甚；阳虚不能温运气血上荣于面，面部血络失充，故面色㿠白；

肾阳虚惫，阴寒内盛，气血运行不畅，则面色黧黑；阳虚温煦功能减弱，不能振奋精神，则精神萎靡；阳虚不能温运气血上养清窍，则头目晕眩。命门火衰，性功能减退，可引起性欲低下，男子见阳痿、早泄、滑精、精冷；女子见宫寒不孕。肾阳不足，火不暖土，脾失健运，则久泄不止，完谷不化，五更泄泻；肾阳虚，气化失职，肾气不固，故小便频数清长，夜尿频多；舌淡苔白，脉沉细无力，尺脉尤甚，为肾阳不足之象。

以腰膝酸冷、性欲减退、夜尿多与虚寒症状共见为辨证的主要依据。

二、肾虚水泛证

指肾的阳气亏虚，气化无权，水液泛溢，以水肿下肢为甚、尿少、畏冷肢凉等为主要表现的证候。

【临床表现】 腰膝酸软，耳鸣，身体浮肿，腰以下尤甚，按之没指，小便短少，畏冷肢凉，腹部胀满，或见心悸，气短，咳喘痰鸣，舌质淡胖，苔白滑，脉沉迟无力。

【证候分析】 本证多由久病损伤肾阳，或素体阳气虚弱，气化无权，水湿泛溢所致。

肾阳不足，不能蒸腾气化，水湿内停，泛溢肌肤，故身体浮肿；肾居下焦，阳虚气化不行，水湿趋下，故腰以下肿甚，按之没指，小便短少；水气犯脾，脾失健运，气机阻滞，则腹部胀满；水气凌心，抑遏心阳，则心悸；水寒射肺，肺失宣降，则咳嗽气喘，喉中痰鸣；阳虚温煦失职，故畏冷肢凉，腰膝酸冷；舌质淡胖，苔白滑，脉沉迟无力，为肾阳亏虚，水湿内停之征。

本证以水肿下肢为甚、尿少、畏冷肢凉等为辨证的主要依据。

肾阳虚与肾虚水泛均为虚寒证，其鉴别是前者偏重于脏腑功能衰退，性功能减弱，后者偏重于气化无权而以水肿、尿少为主症。

三、肾气不固证

指肾气亏虚，失于封藏、固摄，以腰膝酸软，小便、精液、经带、胎气不固等为主要表现的虚弱证候。

【临床表现】 腰膝酸软，神疲乏力，耳鸣失聪；小便频数而清，或尿后余沥不尽，或遗尿，或夜尿频多，或小便失禁；男子滑精、早泄；女子月经淋漓不尽，或带下清稀量多，或胎动易滑。舌淡，苔白，脉弱。

【证候分析】 本证多因先天禀赋不足，年幼肾气未充；老年体弱，肾气衰退；早婚、房劳过度，损伤肾气；久病劳损，耗伤肾气，以致精关、膀胱、经带、胎气不固所致。

肾气亏虚，腰膝、脑神、耳窍失养，则腰膝酸软，耳鸣失聪，神疲乏力；肾气亏虚，固摄无权，膀胱失约，则小便频数清长，尿后余沥不尽，夜尿频多，遗尿，小便失禁；肾气亏虚，失于封藏，精关不固，精液外泄，则滑精、早泄；肾气亏虚，带脉失固，则带下清稀量多；冲任之本在肾，肾气不足，冲任失约，则月经淋漓不尽；肾气亏虚，胎气不固，以致胎动不安，滑胎、小产；舌淡，脉弱，为肾气亏虚，失于充养所致。

本证以腰膝酸软，小便、精液、经带、胎气不固与气虚症状共见为辨证的主要依据。

四、肾阴虚证

指肾阴亏损，失于滋养，虚热内扰，以腰酸而痛、遗精、经少、头晕耳鸣等为主要表现的虚热证候。又名真阴［肾水］亏虚证。

【临床表现】 腰膝酸软而痛，头晕，耳鸣，齿松，发脱，男子阳强易举、遗精、早泄，女子经少或经闭、崩漏，失眠，健忘，口咽干燥，形体消瘦，五心烦热，潮热盗汗，骨蒸发热，午后颧红，小便短黄，舌红少津、少苔或无苔，脉细数。

【证候分析】 本证多因禀赋不足，肾阴素亏；虚劳久病，耗伤肾阴；老年体弱，阴液自亏；情欲妄动，房事不节，阴精内损；温热后期，消灼肾阴；过服温燥，劫夺肾阴所致。

肾阴亏虚，腰膝失养，则腰膝酸软；阴虚精亏髓减，清窍失充，则头晕耳鸣，健忘遗事；齿为骨之余，肾之华在发，肾阴失滋，则齿松发脱；肾阴亏损，虚热内生，相火扰动，性功能亢进，则男子阳强易举，精关不固，而见遗精、早泄；肾阴亏虚，女子则月经来源不足，冲任不充，故月经量少，经闭；阴不制阳，虚火扰动，迫血妄行，则见崩漏下血；虚火上扰心神，故心烦少寐；肾阴不足，失于滋润，则口燥咽干，形体消瘦；虚火内扰，则五心烦热，潮热盗汗，骨蒸发热，午后颧红，小便短黄；舌红少苔、无苔少津，脉细数，为阴虚内热之象。

本证以腰酸而痛、遗精、经少、头晕耳鸣等与虚热症状共见为辨证的主要依据。

五、肾精不足证

指肾精亏损，脑与骨、髓失充，以生长发育迟缓、早衰、生育机能低下等为主要表现的虚弱证候。

【临床表现】 小儿生长发育迟缓，身体矮小，囟门迟闭，智力低下，骨骼痿软；男子精少不育，女子经闭不孕，性欲减退；成人早衰，腰膝酸软，耳鸣耳聋，发脱齿松，健忘恍惚，神情呆钝，两足痿软，动作迟缓，舌淡，脉弱。

【证候分析】 本证多因先天禀赋不足，后天失养，肾精不充；或因久病劳损，房事不节，耗伤肾精所致。

小儿肾精不充，不能主骨生髓充脑，不能化气生血，生长肌肉，则发育迟缓，身体矮小，囟门迟闭，智力低下，骨骼痿软；肾精不足，生殖无源，不能兴动阳事，故性欲减退，生育机能低下，男子表现为精少不育，女子表现为经闭不孕；成人肾精亏损，无以充髓实脑，则健忘恍惚，神情呆钝；肾之华在发，齿为骨之余，精亏不足，则发枯易脱，齿松早脱；肾开窍于耳，脑为髓海，精少髓亏，则耳鸣耳聋；肾精不养腰府，则腰膝酸软；精亏骨失充养，则两足痿软，行动迟缓；舌淡，脉弱，为虚弱之象。

本证多与先天不足有关，以生长发育迟缓、早衰、生育机能低下等为辨证的主要依据。

肾阴虚与肾精不足皆属肾的虚证，均可见腰膝酸软、头晕耳鸣、齿松发脱等症，但前者有阴虚内热的表现，性欲偏亢，梦遗，经少；后者主要为生长发育迟缓，早衰，生育机能低下，无虚热表现。

第六节　辨腑病证候

胃、大肠、小肠、胆、膀胱等腑分别与脾、肺、心、肝、肾等脏互为表里，具有受盛而传化水谷的生理功能，泻而不藏，实而不满，以降为顺，以通为用。

胃为仓廪之官，主受纳腐熟水谷，为“水谷之海”，胃气以降为顺，喜润恶燥。胃的病变主要反映在受纳、腐熟功能障碍及胃失和降，胃气上逆。多因饮食失节，或外邪侵袭等所致，病久并可导致胃的阴、阳、气虚。常见食纳异常，胃脘痞胀疼痛，恶心呕吐，嗳气，呃逆等症。常见胃气虚、胃阳虚、胃阴虚、寒滞胃脘、胃热炽盛、寒饮停胃、食滞胃脘、胃脘气滞等证。

小肠主受盛化物，泌别清浊，为“受盛之官”。小肠的病变多因寒、热、湿热等邪侵袭，或饮食所伤，或虫体寄生等所致，主要反映在泌别清浊功能和气机的失常。常见腹胀，肠鸣，腹痛，腹泻等症。常见寒滞肠道、肠道气滞、饮留肠道、虫积肠道等证。

大肠能吸收水分，排泄糟粕，为“传导之官”。大肠的病变多因感受湿热之邪，或热盛伤津，或阴血亏虚等所致，主要反映在大便传导功能的失常。常见便秘、腹泻、便下脓血以及腹痛、腹胀等症。常见肠道湿热、肠燥津亏、肠热腑实等证。

胆能贮藏和排泄胆汁，帮助脾胃对饮食的消化，胆气宜降，为“中清之腑”；胆又主决断，与情志活动有关。胆的病变常因湿热侵袭，肝病影响等所致，主要反映在影响消化和胆汁排泄、情绪活动等的异常等方面。常见口苦、黄疸、胆怯、易惊等症。常见肝胆湿热、胆郁痰扰等证。

膀胱具有贮藏及排泄尿液的功能，为“州都之官”。膀胱的病变多因湿热侵袭，或肾病影响膀胱所致，主要反映在排尿功能的异常。常见尿频、尿急、尿痛、尿闭等症。其常见证为膀胱湿热证。遗尿、失禁等膀胱的虚弱证候，多责之于肾虚不固。

里实类

一、胃热炽盛证

指火热壅滞于胃，胃失和降，以胃脘灼痛、消谷善饥等为主要表现的实热证候。又名胃（实）热［火］证。

【临床表现】 胃脘灼痛、拒按，渴喜冷饮，或消谷善饥，或口臭，牙龈肿痛溃烂，齿衄，小便短黄，大便秘结，舌红苔黄，脉滑数。

【证候分析】 本证多因过食辛辣、酒醴、肥甘、燥烈刺激之品，化热生火；或因情志不遂，肝郁化火犯胃；或为邪热内侵，胃火亢盛而致。

火热之邪熏灼，壅塞胃气，阻滞不通，则胃脘灼痛而拒按；胃火炽盛，受纳腐熟功能亢进，则消谷善饥；胃火内盛，胃中浊气上冲，则口气秽臭；胃经经脉络于龈，胃火循经上炎，气血壅滞，则牙龈红肿疼痛，甚至化脓、溃烂；血得热而妄行，损伤龈络，则齿龈出血；热盛伤津，则口渴喜冷饮，小便短黄，大便秘结；舌红苔黄，脉滑数，为火热内盛之象。

本证以胃脘灼痛、消谷善饥等与实火症状共见为辨证的主要依据。

胃阴虚证与胃热炽盛证均属胃的热证，可见脘痛，口渴，脉数等症，但前者为虚热，常见嘈杂，饥不欲食，舌红少苔，脉细；后者为实热，常见消谷善饥，口臭，牙龈肿痛，齿衄，脉滑等症。

二、肠热腑实证

指里热炽盛，腑气不通，以发热、大便秘结、腹满硬痛为主要表现的实热证候。又名大肠热结证、大肠实热证。六经辨证中称为阳明腑证，卫气营血辨证中属气分证，三焦辨证中属中焦证。

【临床表现】 高热，或日晡潮热，汗多，口渴，脐腹胀满硬痛、拒按，大便秘结，或热结旁流，大便恶臭，小便短黄，甚则神昏谵语、狂乱，舌质红，苔黄厚而燥，或焦黑起刺，脉沉数（或迟）有力。

【证候分析】 本证多因邪热炽盛，汗出过多，或误用发汗，津液耗损，肠中干燥，里热炽盛，燥屎内结而成。

里热炽盛，伤津耗液，肠道失润，邪热与肠中燥屎内结，腑气不通，故脐腹部胀满硬痛而拒按，大便秘结；大肠属阳明，经气旺于日晡，故日晡发热更甚；若燥屎内积，邪热迫津下泄，则泻下青黑色恶臭粪水，称为“热结旁流”；肠热壅滞，腑气不通，邪热与秽浊上熏，侵扰心神，可见神昏谵语，精神狂乱；里热熏蒸，迫津外泄，则高热，汗出口渴，小便短黄；实热内盛，故舌质红，苔黄厚而干燥，脉沉数有力；若燥屎与邪热互结，煎熬熏灼，则舌苔焦黑起刺；阻碍脉气运行，则脉来沉迟而有力。

本证以发热、大便秘结、腹满硬痛为辨证的主要依据。

三、胃肠气滞证

指胃肠气机阻滞，以脘腹胀痛走窜、嗳气、肠鸣、矢气等为主要表现的证候。

【临床表现】 胃脘、腹部胀满疼痛，走窜不定，痛而欲吐或欲泻，泻而不爽，嗳气，肠鸣，矢气，得嗳气、矢气后痛胀可缓解，或无肠鸣、矢气则胀痛加剧，或大便秘结，苔厚，脉弦。

【证候分析】 本证多因情志不遂，外邪内侵，病理产物或病邪停滞，导致胃肠气机阻滞而成。

胃肠气机阻滞，传导、通降失司，则胃脘、腹部胀满疼痛；气或聚或散，故胀痛走窜不定；胃气失降而上逆，则嗳气、欲吐；肠道气滞不畅，则肠鸣、矢气频作，欲泻而不爽；嗳气、矢气之后，阻塞之气机暂得通畅，故胀痛得减；若气机阻塞严重，上不得嗳气，下不得矢气，气聚而不散，则脘腹胀痛加剧；胃肠之气不降，则大便秘结；苔厚，脉弦，为浊气内停，气机阻滞之象。

本证以脘腹胀痛走窜、嗳气、肠鸣、矢气等为辨证的主要依据。

寒滞胃肠本有气滞的病机，故胃肠气滞证与寒滞胃肠证均可见脘、腹痞胀及疼痛，呕泻等症。但寒滞胃肠证有寒邪刺激的病因，有冷痛喜温、恶寒肢冷、脉紧等属寒的表现；胃肠气滞证则以胀痛为主，嗳气、肠鸣、矢气等症明显，而无寒因、寒症。

四、寒滞胃肠证

指寒邪侵袭胃肠，阻滞气机，以胃脘、腹部冷痛，痛势急剧等为主要表现的实寒证候。又名中焦实寒证。

【临床表现】 胃脘、腹部冷痛，痛势暴急，遇寒加剧，得温则减，恶心呕吐，吐后痛缓，口淡不渴，或口泛清水，腹泻清稀，或腹胀便秘，面白或青，恶寒肢冷，舌苔白润，脉弦紧或沉紧。

【证候分析】 本证多因过食生冷，或脘腹受冷，寒凝胃肠所致。

寒主收引、凝滞，寒邪侵犯胃肠，凝滞气机，故脘腹冷痛，痛势急剧；寒邪得温则散，故疼痛得温则减；遇寒气机凝滞加重，则痛势加剧；胃气上逆，则恶心呕吐；寒伤胃阳，水饮不化，随胃气上逆，则口中泛吐清水；吐后气滞暂得舒畅，故吐后痛减；寒不伤津，故口淡不渴；寒伤阳气，水湿下注，则腹泻清稀；寒凝气机，大肠传导失司，则腹胀便秘；寒邪阻遏，阳气不能外达，血行不畅，则恶寒肢冷，面白或青；舌苔白润，脉弦紧或沉紧，为阴寒内盛，凝阻气机之象。

本证多有寒冷刺激的诱因，以胃脘、腹部冷痛，痛势急剧等为辨证的主要依据。

五、寒饮停胃证

指寒饮停积于胃，胃失和降，以脘腹痞胀、胃中有振水声、呕吐清水等为主要表现的证候。

【临床表现】 脘腹痞胀，胃中有振水声，呕吐清水痰涎，口淡不渴，眩晕，舌苔白滑，脉沉弦。

【证候分析】 本证多因饮食不节，嗜饮无度；或手术创伤，劳倦内伤，脾胃受损，中阳不振，脾失健运，水停为饮，留滞胃中，胃失和降所致。

寒饮停留中焦，气机阻滞，胃失和降，则脘腹痞胀；饮邪留积胃腑，则胃中有振水声；饮停于胃，胃气上逆，水饮随胃气上泛，则呕吐清水痰涎；饮邪内阻，清阳不升，则头晕目眩；饮为阴邪，津液未伤，则口淡不渴；苔白滑，脉沉弦，为水饮内停之征。

本证以脘腹痞胀、胃中有振水声、呕吐清水等为辨证的主要依据。

六、食滞胃肠证

指饮食停积胃肠，以脘腹痞胀疼痛、呕泻酸馊腐臭等为主要表现的证候。

【临床表现】 脘腹胀满疼痛、拒按，厌食，嗳腐吞酸，呕吐酸馊食物，吐后胀痛得减，或腹痛，肠鸣，矢气臭如败卵，泻下不爽，大便酸腐臭秽，舌苔厚腻，脉滑或沉实。

【证候分析】 本证多因饮食不节，暴饮暴食，食积不化所致；或因素体胃气虚弱，稍有饮食不慎，即停滞难化而成。

胃肠主受纳、运化水谷，以和降为顺。暴饮暴食，或饮食不慎，食滞胃肠，气失和降，阻滞不通，则脘腹胀满疼痛而拒按；食积于内，腐熟不及，则拒于受纳，故厌恶食物；胃中未消化之食物夹腐浊之气上逆，则嗳腐吞酸，或呕吐酸馊食物；吐后宿食得以排出，故胀痛可减；食滞肠道，阻塞气机，则腹胀腹痛，肠鸣，矢气多而臭如败卵；腐败食物下注，则泻下之物酸腐秽臭；胃肠秽浊之气上蒸，则舌苔厚腻；脉滑或沉实，为食积之象。

本证多有伤食病史，以脘腹痞胀疼痛、呕泻酸馊腐臭等为辨证的主要依据。

七、虫积肠道证

指蛔虫等寄生肠道，耗吸营养，阻滞气机，以腹痛、面黄体瘦、大便排虫等为主要表现的证候。

【临床表现】 胃脘嘈杂，时作腹痛，或嗜食异物，大便排虫，或突发腹痛，按之有条索状物，甚至剧痛，呕吐蛔虫，面黄体瘦，睡中齘齿，鼻痒，或面部出现白色斑点，唇内有粟粒样白点，白睛见蓝斑。

【证候分析】 本证多因进食不洁的瓜果、蔬菜等，虫卵随饮食入口，在肠道内繁殖孳生所致。

虫居肠道，争食水谷，吮吸精微，故觉胃中嘈杂而贪食，久则面黄体瘦；蛔虫扰动，则腹痛时作，虫安则痛止，或随便出而排虫；若蛔虫钻窜，聚而成团，抟于肠中，阻塞不通，则腹痛扪之有条索状物；蛔虫上窜，侵入胆道，气机逆乱则脘腹阵发剧痛，呕吐蛔虫；阳明大肠经入下齿、环唇口、行面颊，阳明胃经起于鼻、入上齿、布面颊，虫积肠道，湿热内蕴，循经上熏，故可表现为鼻痒、齘齿、面部生白色虫斑、唇内有粟粒样白点；肺与大肠相表里，白睛属肺，蛔虫寄居肠道，故可见巩膜蓝斑。

本证以腹痛、面黄体瘦、大便排虫等为辨证的主要依据。

八、肠道湿热证

指湿热内蕴，阻滞肠道，以腹痛、暴泻如水、下痢脓血、大便黄稠秽臭及湿热症状为主要表现的证候。又名大肠湿热证。

【临床表现】 身热口渴，腹痛腹胀，下痢脓血，里急后重，或暴泻如水，或腹泻不爽、粪质黄稠秽臭，肛门灼热，小便短黄，舌质红，苔黄腻，脉滑数。

【证候分析】 本证多因夏秋之季，暑湿热毒之邪侵犯肠道；或饮食不节，进食腐败不洁之物，湿热秽浊之邪蕴结肠道而成。

湿热之邪侵犯肠道，阻碍气机，气滞不通，则腹痛腹胀；湿热侵袭肠道，气机紊乱，清浊不别，水液下趋，则暴注下迫；湿热内蕴，损伤肠络，瘀热互结，则下痢脓血；火性急迫而湿性黏滞，湿热疫毒侵犯，肠道气机阻滞，则腹痛阵作而欲泻，却排便不爽，肛门滞重，呈里急后重之象；肠道湿热不散，秽浊蕴结不泄，则腹泻不爽而粪质黄稠、秽臭，排便时肛门有灼热感；湿热蒸达于外，则身热；热邪伤津，泻下耗液，则口渴，尿短黄；舌质红，苔黄腻，脉滑数，为湿热内蕴之象。

本证以腹痛、暴泻如水、下痢脓血、大便黄稠秽臭等与湿热症状共见为辨证的主要依据。

湿热蕴脾证与肠道湿热证，均属湿热为病，可见发热、口渴、尿黄、舌红、苔黄腻、脉滑数等症。但前者病势略缓，除有腹胀、纳呆、呕恶、便溏等胃肠症状外，并有身热不扬、汗出热不解、肢体困重、口腻、渴不多饮，或有黄疸、肤痒等症状；后者则病势较急，病位以肠道为主，腹痛、暴泻如水、下痢脓血、大便黄稠秽臭等为突出表现。

九、膀胱湿热证

指湿热侵袭，蕴结膀胱，以小便频急、灼涩疼痛及湿热症状为主要表现的证候。

【临床表现】 小便频数、急迫、短黄，排尿灼热、涩痛，或小便浑浊、尿血、有砂石，或腰部、小腹胀痛，发热，口渴，舌红，苔黄腻，脉滑数或濡数。

【证候分析】 本证多因外感湿热之邪，侵袭膀胱；或饮食不节，嗜食辛辣，化生湿热，下注膀胱，致使膀胱气机不畅所致。

湿热郁蒸膀胱，气化不通，下迫尿道，故尿频、尿急，小便灼热，排尿涩痛；湿热煎熬，津液被灼，则尿短少而色黄；湿热伤及血络，迫血妄行，则尿血；湿热久恋，煎熬尿浊结成砂石，则尿中或X线检查可见砂石；膀胱湿热波及小腹、腰部，经气失调，则腰部、小腹胀痛；发热，口渴，舌红，苔黄腻，脉滑数，为湿热内蕴之征。

本证属新病势急，以小便频急、灼涩疼痛等与湿热症状共见为辨证的主要依据。

心火下移证与膀胱湿热证，均可见小便频急、灼涩疼痛等症。但前者为火热炽盛，灼伤津液，兼有心烦、口舌生疮等症；后者为湿热蕴结膀胱，气机不畅，有苔黄腻、脉滑数等湿热证候。

十、胆郁痰扰证

指痰浊或痰热内扰，胆郁失宣，以胆怯、惊悸、烦躁、失眠、眩晕、呕恶等为主要表现的证候。

【临床表现】 胆怯易惊，惊悸不宁，失眠多梦，烦躁不安，胸胁闷胀，善太息，头晕目眩，口苦，呕恶，吐痰涎，舌淡红或红，苔白腻或黄滑，脉弦缓或弦数。

【证候分析】 本证多因情志不遂，气郁化火，灼津为痰，痰热互结，内扰心神，胆气不宁，心神不安所致。

胆为清净之府，主决断，痰浊内蕴，胆气不宁，失于决断，则胆怯易惊，睡眠易醒；胆失疏泄，经气不畅，则胸胁闷胀，善太息；痰热内扰心神，神不守舍，则烦躁不安，惊悸不宁，失眠多梦；胆脉上络头目，痰热循经上扰，则头晕目眩；胆气犯胃，胃失和降，则泛恶欲呕；热迫胆气上溢，则口苦；舌淡红，苔白腻，脉弦缓，为痰浊内蕴的表现；若舌红，苔黄滑，脉弦数，则为痰热内蕴之征。

本证以胆怯、惊悸、烦躁、失眠、眩晕、呕恶等为辨证的主要依据。

里虚类

十一、胃阳虚证

指阳气不足，胃失温煦，以胃脘冷痛、喜温喜按，畏冷肢凉等为主要表现的虚寒证候。又名胃虚寒证。

【临床表现】 胃脘冷痛，绵绵不已，时发时止，喜温喜按，食后缓解，泛吐清水或夹有不消化食物，食少脘痞，口淡不渴，倦怠乏力，畏寒肢冷，舌淡胖嫩，脉沉迟无力。

【证候分析】 本证多因饮食失调，嗜食生冷，或过用苦寒、泻下之品，或脾胃素弱，阳气自衰，或久病失养，其他脏腑病变的影响，伤及胃阳所致。

胃阳不足，虚寒内生，寒凝气机，故胃脘冷痛；性属虚寒，故其痛绵绵不已，时作时止，喜温喜按，食后、按压、得温均可使病情缓解；受纳腐熟功能减退，水谷不化，胃气上逆，则食少，呕吐清水或夹不消化食物；阳虚气弱，全身失于温养，功能减退，则畏寒肢冷，体倦乏力；阳虚内寒，津液未伤，则口淡不渴；舌淡胖嫩，脉沉迟无力，为虚寒之象。

本证以胃脘冷痛、喜温喜按，畏冷肢凉为辨证的主要依据。

脾气虚与胃气虚、脾阳虚与胃阳虚，均有食少、脘腹隐痛及气虚或阳虚的共同症状，但脾阳、气虚以脾失运化为主，胀或痛的部位在大腹，腹胀腹痛、便溏、水肿等症突出；胃阳、气虚以受纳腐熟功能减弱，胃失和降为主，胀或痛的部位在胃脘，脘痞隐痛，嗳气等症明显。

十二、胃气虚证

指胃气虚弱，胃失和降，以胃脘隐痛或痞胀、喜按，食少等为主要表现的虚弱证候。

【临床表现】 胃脘隐痛或痞胀、按之觉舒，食欲不振，或得食痛缓，食后胀甚，嗳气，口淡不渴，面色萎黄，气短懒言，神疲倦怠，舌质淡，苔薄白，脉弱。

【证候分析】 本证多因饮食不节，饥饱失常，劳倦过度，久病失养，其他脏腑病证的影响等，损伤胃气所致。

胃主受纳、腐熟，胃气以降为顺。胃气亏虚，受纳、腐熟功能减退，胃气失和，气滞中焦，则胃脘隐痛或痞胀，不思饮食；胃气本已虚弱，食后不负其消化之任，故食后胃脘胀满更甚；病性属虚，故按之觉舒；胃气失和，不能下降，反而上逆，则时作嗳气。胃虚影响及脾，脾失健运，化源不足，气血虚少而不能上荣于面，则面色萎黄；全身脏腑机能衰减，则气短懒言，神疲倦怠；舌质淡，苔薄白，脉弱，为气虚之象。

本证以胃脘痞满、隐痛喜按、食少与气虚症状共见为辨证的主要依据。

十三、胃阴虚证

指阴液亏虚，胃失濡润、和降，以胃脘嘈杂，饥不欲食，脘腹痞胀、灼痛等为主要表现的虚热证候。又名胃虚热证。虚热证不明显者，则称胃燥津亏证。

【临床表现】 胃脘嘈杂，饥不欲食，或痞胀不舒，隐隐灼痛，干呕，呃逆，口燥咽干，大便干结，小便短少，舌红少苔乏津，脉细数。

【证候分析】 本证多因热病后期，胃阴耗伤；或情志郁结，气郁化火，灼伤胃阴；或吐泻太过，伤津耗液；或过食辛辣、香燥之品，过用温热辛燥药物，耗伤胃阴所致。

胃喜润而恶燥，以降为顺。胃阴不足，虚热内生，热郁于胃，气失和降，则胃脘隐痛而有灼热感，嘈杂不舒，痞胀不适；胃中虚热扰动，消食较快，则有饥饿感，而胃阴失滋，纳化迟滞，则饥不欲食；胃失和降，胃气上逆，可见干呕，呃逆；胃阴亏虚，阴津不能上滋，则口燥咽干；不能下润，则大便干结，小便短少；舌红少苔乏津，脉细数，为阴液亏少之征。

本证以胃脘嘈杂、灼痛，饥不欲食与虚热症状共见为辨证的主要依据。

十四、肠燥津亏证

指津液亏损，肠失濡润，传导失职，以大便燥结、排便困难及津亏症状为主要表现的证候。又名大肠津亏证。

【临床表现】 大便干燥如羊屎，艰涩难下，数日一行，腹胀作痛，或可于左少腹触及包块，口干，或口臭，或头晕，舌红少津，苔黄燥，脉细涩。

【证候分析】 本证多因素体阴亏，年老阴津不足，嗜食辛辣燥烈食物，汗、吐、下、久病、温热病后期等耗伤阴液所致。

各种原因损伤阴津，肠道失濡，大便失润，传导不行，则大便干燥秘结，坚硬如羊屎，难以排出，甚或数日一行；大肠有燥屎，气机阻滞，则腹胀作痛，或左下腹触及包块；腑气不通，秽浊不能下排而上逆，则口中出气秽臭，甚至干扰清阳而见头晕；阴津亏损，不能上润，则口干咽燥，舌红少津；阴液不能充盈濡润脉道，则脉细涩。

本证多属病久而势缓，以大便燥结、排便困难与津亏症状共见为辨证的主要依据。

第七节　辨脏腑兼病证候

凡两个或两个以上脏腑的病证并见者，称为脏腑兼病。

人体各脏腑之间，即脏与脏、脏与腑、腑与腑之间，是一个有机联系的整体。它们在生理上既分工又合作，共同完成各种复杂的生理功能，以维持生命活动的正常进行，因而在发生病变时，它们之间则相互影响，或由脏及脏，或由脏及腑，或由腑及腑等。

脏腑兼证，并不等于两个及以上脏腑证候的简单相加，而是在病理上存在着内在联系和相互影响的规律，如具有表里关系的脏腑之间，兼证较为常见；脏与脏之间的病变，可有生克乘侮的兼病关系；有的是因在运行气血津液方面相互配合失常，有的则因在主消化、神志、生殖等功能方面失却有机联系等。因此，辨证时应当注意辨析脏腑之间有无先后、主次、因果、生克等关系，这样才能明确其病理机制，作出恰当的辨证施治。

脏腑兼证在临床上甚为多见，其证候也较为复杂。这里只重点介绍常见证型。

里实类

一、肝火犯肺证

指肝火炽盛，上逆犯肺，肺失肃降，以胸胁灼痛、急躁、咳嗽痰黄或咳血等为主要表现的实热证候。

【临床表现】 胸胁灼痛，急躁易怒，头胀头晕，面红目赤，口苦口干，咳嗽阵作，痰黄稠黏，甚则咳血，舌红，苔薄黄，脉弦数。

【证候分析】 本证多因郁怒伤肝，气郁化火；或邪热内蕴，肝火炽盛，上逆犯肺；或邪热蕴肺，咳甚牵引胸胁，影响肝气升发，郁而化火犯肺所致。

肝属木，主升发；肺属金，主肃降。肝肺二脏，升降相应，则气机条畅。肝火炽盛，上逆犯肺，木火刑金，肺失清肃，肺气上逆，则咳嗽阵作；火热灼津，炼液成痰，则痰黄稠黏；火灼肺络，迫血妄行，则为咳血；肝火内郁，经气不畅，则胸胁灼痛，急躁易怒；肝火上扰，气血上逆，则头晕头胀，面红目赤；热蒸胆气上逆，则口苦，口干；舌红，苔薄黄，脉弦数，为肝经实火内炽之征。

本证以胸胁灼痛、急躁、咳嗽痰黄或咳血等与实热症状共见为辨证的主要依据。

二、肝胆湿热证

指湿热内蕴，肝胆疏泄失常，以身目发黄、胁肋胀痛等及湿热症状为主要表现的证候。以阴痒、带下黄臭等为主要表现者，称肝经湿热（下注）证。

【临床表现】 身目发黄，胁肋胀痛，或胁下有痞块，纳呆，厌油腻，泛恶欲呕，腹胀，大便不调，小便短赤，发热或寒热往来，口苦口干，舌红，苔黄腻，脉弦滑数。或为阴部潮湿、瘙痒、湿疹，阴器肿痛，带下黄稠臭秽等。

【证候分析】 本证多因外感湿热之邪，侵犯肝胆或肝经；或嗜食肥甘，酿生湿热；或脾胃纳运失常，湿浊内生，郁结化热，湿热壅滞肝胆所致。

湿热蕴阻，肝胆疏泄失职，气机不畅，则胁肋胀痛；湿热内阻，胆汁不循常道，泛溢肌肤，则身目发黄；湿热郁蒸，胆气上溢，则口苦；湿热内阻，脾胃升降、纳运失司，胃气上逆，则厌食恶油，泛恶欲呕，腹部胀满，大便不调。肝经绕阴器，过少腹，湿热循经下注，则可见阴部潮湿、瘙痒、起丘疹，或阴器肿痛，或带下色黄秽臭。邪居少阳胆经，枢机不利，正邪相争，则寒热往来；发热，口渴，小便短赤，舌红，苔黄腻，脉弦滑数，均为湿热内蕴之象。

本证以胁肋胀痛、身目发黄，或阴部瘙痒、带下黄臭等与湿热症状共见为辨证的主要依据。

肝胆［经］湿热证与湿热蕴脾证，均有发热，苔黄腻，脉滑数等湿热证候，但前者以胁痛、黄疸、阴痒等为主症；后者以腹胀、纳呆、呕恶、大便不调等为主症。

里虚类

三、心肾阳虚证

指心与肾的阳气虚衰，失于温煦，以心悸、水肿等为主要表现的虚寒证候。又名心肾虚寒证，水肿明显者，可称水气凌心证。

【临床表现】 畏寒肢冷，心悸怔忡，胸闷气喘，肢体浮肿，小便不利，神疲乏力，腰膝酸冷，唇甲青紫，舌淡紫，苔白滑，脉弱。

【证候分析】 本证多因心阳虚衰，病久及肾；或因肾阳亏虚，气化无权，水气凌心所致。

肾阳不振，蒸腾气化无权，水液内停，泛溢肌肤，则肢体浮肿，小便不利；肾阳虚，不能温煦腰膝，则腰膝酸冷；肾阳虚不能温煦心阳，水气上犯凌心，以致心阳不振，心气鼓动乏力，则心悸怔忡，胸闷气喘；温运无力，血行不畅而瘀滞，则唇甲青紫，舌质淡紫；心肾阳虚，形体失于温养，脏腑功能衰退，则畏寒肢冷，神疲乏力；苔白滑，脉弱，为心肾阳虚，水湿内停之象。

本证以心悸、水肿与虚寒症状共见为辨证的主要依据。

四、脾肾阳虚证

指脾肾阳气亏虚，虚寒内生，以久泻久痢、水肿、腰腹冷痛等为主要表现的虚寒证候。

【临床表现】 腰膝、下腹冷痛，畏冷肢凉，久泄久痢，或五更泄泻，完谷不化，便质清冷，或全身水肿，小便不利，面色㿠白，舌淡胖，苔白滑，脉沉迟无力。

【证候分析】 本证多由久泄久痢，脾阳损伤，不能充养肾阳；或水邪久踞，肾阳受损，不能温暖脾阳，导致脾肾阳气同时损伤，虚寒内生，温化无权，水谷不化，水液潴留。

脾主运化，肾司二便。脾肾阳虚，运化、吸收水谷精微及排泄二便功能失职，则见久泄久痢不止；不能腐熟水谷，则见完谷不化，大便清冷；寅卯之交，阴气极盛，阳气未复，命门火衰，阴寒凝滞，则黎明前腹痛泄泻，称为五更泄；脾肾阳虚，不能温化水液，泛溢肌肤，则为全身水肿，小便短少；腰膝失于温养，故腰膝冷痛；阳虚阴寒内盛，气机凝滞，故下腹冷痛；阳虚不能温煦全身，则畏冷肢凉；阳虚水泛，面部浮肿，故面色㿠白；舌淡胖，苔白滑，脉沉迟无力，均为阳虚失于温运，水寒之气内停之征。

本证以久泻久痢、水肿、腰腹冷痛等与虚寒症状共见为辨证的主要依据。

脾肾阳虚证与心肾阳虚证，均有畏冷肢凉、舌淡胖、苔白滑等虚寒证候，且有腰膝酸冷、小便不利、浮肿等肾阳虚水湿内停的表现。但前者并有久泄久痢、完谷不化等脾阳虚，运化无权的表现；后者则心悸怔忡、胸闷气喘、面唇紫暗等心阳不振，血行不畅的症状突出。

五、心肺气虚证

指心肺两脏气虚，以咳喘、心悸、胸闷等为主要表现的虚弱证候。

【临床表现】 胸闷，咳嗽，气短而喘，心悸，动则尤甚，吐痰清稀，神疲乏力，声低懒言，自汗，面色淡白，舌淡苔白，或唇舌淡紫，脉弱或结或代。

【证候分析】 本证多因久病咳喘，耗伤肺气，累及于心；或因老年体虚，劳倦太过等，使心肺之气虚损所致。

心气虚弱，鼓动无力，则见心悸怔忡；肺气虚弱，呼吸功能减弱，失于宣降，则为咳嗽，气短而喘；宗气亏虚，气滞胸中，则胸闷；肺气虚卫外不固，则自汗；动则耗气，加重气虚程度，故活动后诸症加剧；肺气虚，不能输布津液，水液停聚为痰，则痰液清稀；气虚脏腑机能活动减弱，则见头晕，神疲，声低懒言，面色淡白；舌淡，脉弱或结或代，为心肺气虚之征。

本证以咳喘、心悸、胸闷与气虚症状共见为辨证的主要依据。

六、脾肺气虚证

指脾肺两脏气虚，以咳嗽、气喘、咯痰、食少、腹胀、便溏等为主要表现的虚弱证候。又名脾肺两虚证。

【临床表现】 食欲不振，食少，腹胀，便溏，久咳不止，气短而喘，咯痰清稀，面部虚浮，下肢微肿，声低懒言，神疲乏力，面白无华，舌淡，苔白滑，脉弱。

【证候分析】 本证多因久病咳喘，耗伤肺气，子病及母，影响脾气；或饮食不节，脾胃受损，土不生金，累及于肺所致。

久病咳喘，肺气虚损，呼吸功能减弱，宣降失职，气逆于上，则咳嗽不已，气短而喘；肺气虚，不能输布水津，聚湿生痰，故咯痰清稀；脾气虚，运化失职，则食欲不振而食少，腹胀，便溏；脾虚不能运化水液，水气泛溢肌肤，则面部虚浮，下肢微肿；气虚全身脏腑功能活动减退，故少气懒言，神疲乏力；气虚运血无力，面部失养，则面白无华；舌淡，苔白滑，脉弱，为气虚之征。

本证以咳嗽、气喘、咯痰，食少、腹胀、便溏与气虚症状共见为辨证的主要依据。

七、肺肾气虚证

指肺肾气虚，摄纳无权，以久病咳喘、呼多吸少、动则尤甚等为主要表现的虚弱证候。又名肾不纳气证。

【临床表现】 咳嗽无力，呼多吸少，气短而喘，动则尤甚，吐痰清稀，声低，乏力，自汗，耳鸣，腰膝酸软，或尿随咳出，舌淡紫，脉弱。

【证候分析】 本证多因久病咳喘，耗伤肺气，病久及肾；或劳伤太过，先天不足，老年体弱，肾气亏虚，纳气无权所致。

肺为气之主，肾为气之根，肺司呼吸，肾主纳气。肺气虚，呼吸功能减弱，则咳嗽无力，气短而喘，吐痰清稀；宗气不足，卫表不固，则语声低怯，自汗，乏力；肾气虚，不主摄纳，气不归元，则呼多吸少；耳窍失充，则耳鸣；腰膝失养，则腰膝酸软；肾气不固，可见尿随咳出；动则耗气，肺肾更虚，故喘息加剧；舌淡，脉弱，为气虚之征。

本证以久病咳喘、呼多吸少、动则尤甚与气虚症状共见为辨证的主要依据。

心肺气虚、脾肺气虚、肺肾气虚三证，均有肺气虚，呼吸功能减退，而见咳喘无力、气短、咯痰清稀等症。心肺气虚证则兼有心悸怔忡、胸闷等心气不足的证候；肺脾气虚证则兼有食少、腹胀、便溏等脾失健运的证候；肺肾气虚证则兼有呼多吸少、腰酸耳鸣、尿随咳出等肾失摄纳的证候。

八、肺肾阴虚证

指肺肾阴液亏虚，虚热内扰，以干咳、少痰、腰酸、遗精等为主要表现的虚热证候。

【临床表现】 咳嗽痰少，或痰中带血，或声音嘶哑，腰膝酸软，形体消瘦，口燥咽干，骨蒸潮热，盗汗，颧红，男子遗精，女子经少，舌红，少苔，脉细数。

【证候分析】 本证多因燥热、痨虫耗伤肺阴；或久病咳喘，损伤肺阴，病久及肾；或房劳太过，肾阴耗伤，不能上润，由肾及肺所致。

肺肾两脏，阴液互滋，“金水相生”。肺阴亏损，失于滋养，虚火扰动，肺失清肃，则咳嗽痰少；损伤血络，则痰中带血；虚火熏灼，咽喉失滋，则声音嘶哑；肾阴不足，腰膝失于滋养，则腰膝酸软；阴虚火旺，扰动精室，精关不固，则为遗精；阴精不足，精不化血，冲任空虚，则月经量少；虚火亢盛，迫血妄行，则女子崩漏；肺肾阴亏，失于滋养，虚热内生，则口燥咽干，形体消瘦，骨蒸潮热，盗汗颧红；舌红少苔，脉细数，为阴虚内热之象。

本证以干咳、少痰、腰酸、遗精等与虚热症状共见为辨证的主要依据。

九、肝肾阴虚证

指肝肾阴液亏虚，虚热内扰，以腰酸胁痛、眩晕、耳鸣、遗精等为主要表现的虚热证候。又名肝肾虚火证。

【临床表现】 头晕，目眩，耳鸣，健忘，胁痛，腰膝酸软，口燥咽干，失眠多梦，低热或五心烦热，颧红，男子遗精，女子月经量少，舌红，少苔，脉细数。

【证候分析】 本证多因久病失调，阴液亏虚；或因情志内伤，化火伤阴；或因房事不节，耗伤肾阴；或因温热病久，津液被劫，皆可导致肝肾阴虚，阴不制阳，虚热内扰。

肝肾阴虚，肝络失滋，肝经经气不利，则胁部隐痛；肝肾阴亏，水不涵木，肝阳上扰，则头晕目眩；肝肾阴亏，不能上养清窍，濡养腰膝，则耳鸣，健忘，腰膝酸软；虚火上扰，心神不宁，故失眠多梦；肝肾阴亏，相火妄动，扰动精室，精关不固，则男子遗精；肝肾阴亏，冲任失充，则女子月经量少；阴虚失润，虚热内炽，则口燥咽干，五心烦热，盗汗颧红，舌红少苔，脉细数。

本证以腰酸胁痛、眩晕、耳鸣、遗精等与虚热症状共见为辨证的主要依据。

心肾不交、肺肾阴虚、肝肾阴虚三证，都有肾阴虚的证候，均见腰膝酸软、耳鸣、遗精及阴虚内热的表现。但心肾不交证兼心阴亏虚，虚火扰神，故心悸、心烦、失眠多梦等症明显；肺肾阴虚证兼肺阴亏损，肺失清肃，故有干咳、痰少难咯等表现；肝肾阴虚证兼肝阴虚损，失于滋养，常见胁痛、目涩、眩晕等症。

十、心肝血虚证

指血液亏少，心肝失养，以心悸、多梦、眩晕、肢麻、经少与血虚症状为主要表现的证候。

【临床表现】 心悸心慌，多梦健忘，头晕目眩，视物模糊，肢体麻木、震颤，女子月经量少色淡，甚则经闭，面白无华，爪甲不荣，舌质淡白，脉细。

【证候分析】 本证可因思虑过度，失血过多，脾虚化源不足，久病亏损等所致。

心血不足，心失所养，心神不宁，故见心悸怔忡，健忘，失眠多梦；肝血不足，目失所养，则视力下降，视物模糊；爪甲、筋脉失于濡养，则爪甲不荣，肢体麻木或震颤；女子以血为本，心肝血虚，冲任失养，则月经量少色淡，甚则经闭；血虚头目失养，则头晕目眩，面白无华；舌、脉失充，则舌淡白，脉细。

本证以心悸、多梦、眩晕、肢麻等与血虚症状共见为辨证的主要依据。

心脾气血虚证与心肝血虚证，均有心血不足，心及心神失养，而见心悸、失眠多梦等症，但前者兼有脾虚失运，血不归经的表现，常见食少、腹胀、便溏、慢性失血等症；后者兼有肝血不足，失于充养的表现，常见眩晕、肢麻、视力减退、经少等症。

十一、心脾气血虚证

指脾气亏虚，心血不足，以心悸、神疲、头晕、食少、腹胀、便溏等为主要表现的虚弱证候。简称心脾两虚证。

【临床表现】 心悸怔忡，头晕，多梦，健忘，食欲不振，腹胀，便溏，神疲乏力，或见皮下紫斑，女子月经量少色淡、淋漓不尽，面色萎黄，舌淡嫩，脉弱。

【证候分析】 本证多因久病失调，思虑过度；或因饮食不节，损伤脾胃，生化不足；或因慢性失血，血亏气耗，渐致心脾气血两虚。

脾主运化，脾虚气弱，运化失职，水谷不化，故食欲不振而食少，腹胀，便溏；脾气亏损，气血生化不足，心血不足，心失所养，心神不宁，则心悸怔忡，失眠多梦，头晕，健忘；脾虚不能摄血，血不归经，则皮下出血而见紫斑，女子月经量少色淡、淋漓不尽；面色萎黄，倦怠乏力，舌质淡嫩，脉弱，均为气血亏虚之征。

本证以心悸、神疲、头晕、食少、腹胀、便溏等为辨证的主要依据。

综合类

十二、心肾不交证

指心与肾的阴液亏虚，阳气偏亢，以心烦、失眠、梦遗、耳鸣、腰酸等为主要表现的虚热证候。又名心肾阴虚阳亢［火旺］证。

【临床表现】 心烦失眠，惊悸健忘，头晕，耳鸣，腰膝酸软，梦遗，口咽干燥，五心烦热，潮热盗汗，便结尿黄，舌红少苔，脉细数。

【证候分析】 本证多因忧思劳神太过，郁而化火，耗伤心肾之阴；或因虚劳久病，房事不节等导致肾阴亏耗，虚阳亢动，上扰心神所致。

肾阴亏损，水不济火，不能上养心阴，心火偏亢，扰动心神，则见心烦，失眠，多梦，惊悸；肾阴亏虚，骨髓失充，脑髓失养，则头晕，耳鸣，健忘；腰膝失养，则腰膝酸软；虚火内炽，相火妄动，扰动精室，则梦遗；阴虚阳亢，虚热内生，则口咽干燥，五心烦热，潮热，盗汗；舌红，少苔或无苔，脉细数，为阴虚火旺之征。

本证以心烦、失眠、腰酸、耳鸣、梦遗与虚热症状共见为辨证的主要依据。

十三、肝胃不和证

指肝气郁结，胃失和降，以脘胁胀痛、嗳气、吞酸、情绪抑郁等为主要表现的证候。又名肝气犯胃证、肝胃气滞证。

【临床表现】 胃脘、胁肋胀满疼痛，走窜不定，嗳气，吞酸嘈杂，呃逆，不思饮食，情绪抑郁，善太息，或烦躁易怒，舌淡红，苔薄黄，脉弦。

【证候分析】 本证多因情志不舒，肝气郁结，横逆犯胃，胃失和降所致。

情志不遂，肝失疏泄，肝气横逆犯胃，胃气郁滞，则胃脘、胸胁胀满疼痛，走窜不定；胃气上逆而见呃逆、嗳气；肝失条达，情志失调，则精神抑郁，善太息；气郁化火，肝性失柔，则烦躁易怒；木郁作酸，肝气犯胃，则吞酸嘈杂，胃不主受纳，则不思饮食；苔薄白，脉弦，为肝气郁结之象；若气郁化火，则舌红苔薄黄，脉弦数。

本证以脘胁胀痛、嗳气、吞酸、情绪抑郁等为辨证的主要依据。

十四、肝郁脾虚证

指肝失疏泄，脾失健运，以胁胀作痛、情志抑郁、腹胀、便溏等为主要表现的证候。又称肝脾不调证。

【临床表现】 胸胁胀满窜痛，善太息，情志抑郁，或急躁易怒，食少，腹胀，肠鸣矢气，便溏不爽，或腹痛欲便、泻后痛减，或大便溏结不调，舌苔白，脉弦或缓。

【证候分析】 本证多因情志不遂，郁怒伤肝，肝失条达，横乘脾土；或饮食不节、劳倦太过，损伤脾气，脾失健运，土反侮木，肝失疏泄而成。

肝失疏泄，经气郁滞，则胸胁胀满窜痛；太息可引气舒展，气郁得散，故胀闷疼痛可减；肝气郁滞，情志不畅，则精神抑郁；气郁化火，肝失柔顺之性，则急躁易怒；肝气横逆犯脾，脾气虚弱，不能运化水谷，则食少腹胀；气滞湿阻，则肠鸣矢气，便溏不爽，或溏结不调；肝气犯脾，气机郁滞，运化失常，故腹痛则泻；便后气机得以条畅，则泻后腹痛暂得缓解；苔白，脉弦或缓，为肝郁脾虚之征。

本证以胁胀作痛、情志抑郁、腹胀、便溏等为辨证的主要依据。

肝胃不和、肝郁脾虚、胃肠气滞三证的鉴别：前二者均有肝气郁结，而见胸胁胀满疼痛、情志抑郁或烦躁等表现，但肝胃不和证兼胃失和降，常有胃脘胀痛、嗳气、呃逆等症；肝郁脾虚证兼脾失健运，常有食少、腹胀、便溏等症。胃肠气滞证则肝气郁结的证候不明显，而但见胃肠气机阻滞的症状，以脘腹胀痛走窜、嗳气、肠鸣、矢气等为主要表现。

第二章 经络辨证

经络辨证，是以经络学说为理论依据，对病人所反映的症状、体征进行分析综合，以判断病属何经、何脏、何腑，并进而确定发病原因、病变性质及其病机的一种辨证方法。

经络分布周身，运行全身气血，联络脏腑关节，沟通上下内外，使人体各部相互协调，共同完成各种生理活动。当人体患病时，经络又是病邪传递的途径，外邪从皮毛、口鼻侵入人体，首先导致经络之气失调，进而内传脏腑；反之，如果脏腑发生病变时，同样也可循经络反映于体表，在体表经络循行的部位，特别是经气聚集的腧穴之处，出现各种异常反应，如麻木、酸胀、疼痛，对冷热等刺激的敏感度异常，或皮肤色泽改变等。这样，便可辨别病变所在的经络、脏腑。

经络辨证是对脏腑辨证的补充和辅助，特别是在针灸、推拿等治疗方法中，更常运用经络辨证。

经络辨证的内容有十二经脉病证和奇经八脉病证。

第一节　辨十二经脉病证

十二经脉包括手、足三阴经和手、足三阳经。

十二经脉病证有一定规律可循，可表现为本经经脉循行部位和所属脏腑的病变。掌握其规律和特点，便有助于推求病变所在的经络及脏腑。

一、经络循行部位的症状

经脉受邪，经气不利，所现病症多与其循行部位有关。如足太阳膀胱经受邪，可见项背、腰脊、腘窝、足跟等处疼痛；由于肝经循行于胁肋、少腹，故《素问·藏气法时论》说："肝病者，两胁下痛，引少腹。"

二、经络及所属脏腑症状

经络受病可影响脏腑，脏腑病变可反映于经络，而常表现为脏腑病候与经脉所属部位的症状相兼。如手太阴肺经病证，可见咳喘气逆、胸满、臑臂内侧前缘疼痛等，并常在肺俞、中府等穴出现压痛感。

三、多经合病的症状

一经受邪，可影响其他经脉，表现为多经合病的症状。如脾经有病可见胃脘疼痛，食后作呕等胃经症状；足厥阴肝经受病可出现胸胁满痛，呕逆，飧泄，癃闭等症。

第二节　辨奇经八脉病证

奇经八脉，即冲、任、督、带、阳维、阴维、阳跻、阴跻等八条经脉。奇经八脉具有联系十二经脉，调节人体阴阳气血的作用。

奇经八脉的病证，由其所循行的部位和所具有的特殊功能所决定。

督脉总督一身之阳，任脉总任一身之阴，冲脉为十二经之海，三脉皆起于下极而一源三歧，与足阳明胃经、足少阴肾经联系密切。所以，冲、任、督脉的病证，常与人的先、后天真气有关，并常反映为生殖功能的异常。如调理冲任可以治疗妇女月经不调、不孕、滑胎流产等；温养督任可以治疗生殖机能衰退等。

带脉环绕腰腹，其病常见腰脊绕腹而痛、子宫脱垂、赤白带下等。

阳跻为足太阳之别，阴跻为足少阴之别，能使机关矫健。其病多表现为肢体痿痹无力，运动障碍。

阳维脉起于诸阳会，以维系诸阳经，阴维脉起于诸阴交，以维系诸阴经，所以为全身之纲维。阳维脉为病，多见寒热；阴维脉为病，多见心胸、脘腹、阴中疼痛。